AF476499

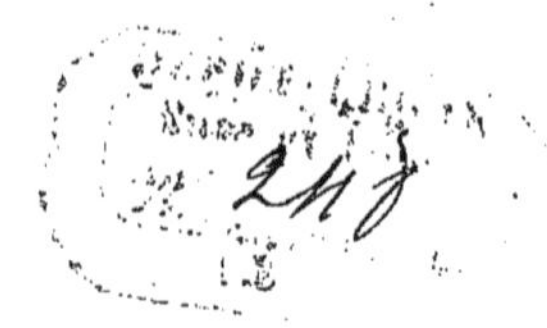

TRAVAIL DES SERVICES ET DES LABORATOIRES
DE MM. les Prs BRISSAUD et RAYMOND
HÔTEL-DIEU SALPÊTRIÈRE

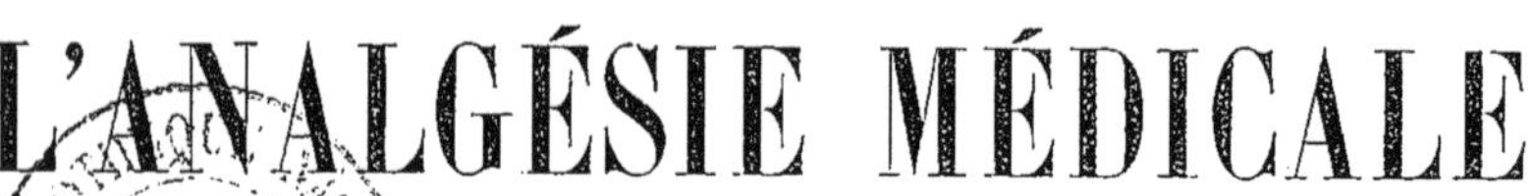

L'ANALGÉSIE MÉDICALE

PAR

LA VOIE ÉPIDURALE

(MÉTHODE DE SICARD)

PAR

Le Dr BROCARD

ANCIEN INTERNE PROVISOIRE DES HÔPITAUX DE PARIS
MÉDAILLE DE BRONZE DE L'ASSISTANCE PUBLIQUE

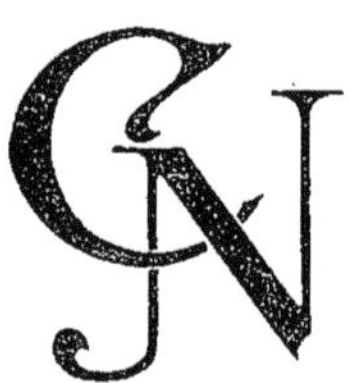

PARIS

ANCne LIBRAIRIE G. CARRÉ ET C. NAUD

C. NAUD, ÉDITEUR

3, RUE RACINE, 3

1901

TRAVAIL DES SERVICES ET DES LABORATOIRES
DE MM. les Prs BRISSAUD et RAYMOND
HÔTEL-DIEU SALPÊTRIÈRE

L'ANALGÉSIE MÉDICALE

PAR

LA VOIE ÉPIDURALE

(MÉTHODE DE SICARD)

PAR

Le Dr BROCARD
ANCIEN INTERNE PROVISOIRE DES HÔPITAUX DE PARIS
MÉDAILLE DE BRONZE DE L'ASSISTANCE PUBLIQUE

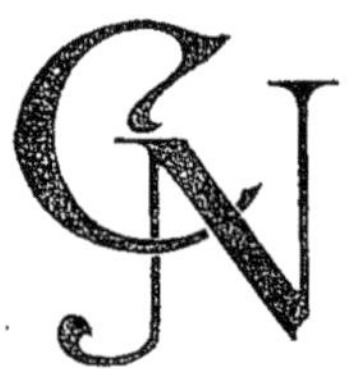

PARIS
ANCne LIBRAIRIE G. CARRÉ ET C. NAUD
C. NAUD, ÉDITEUR
3, RUE RACINE, 3

1901

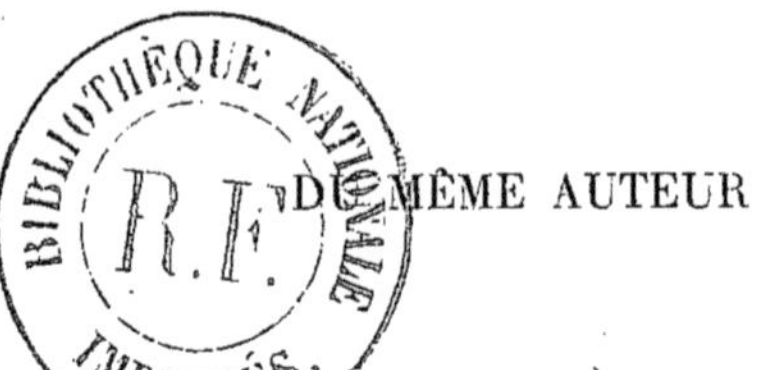

DU MÊME AUTEUR

Un cas de vertige de Ménière, in *Archives générales de médecine*, septembre 1899.

Un cas de pellagre sporadique, en collaboration avec J. Auburtin, in *Gazette hebdomadaire de médecine et de chirurgie*, 30 novembre 1899.

Analgésie épidurale par la méthode de Sicard, étude clinique, anatomique et physiologique (communication à la Société de biologie, séance du 25 mai 1901).

Les injections épidurales et la méthode de Sicard, in *Presse médicale*, 19 juin 1901.

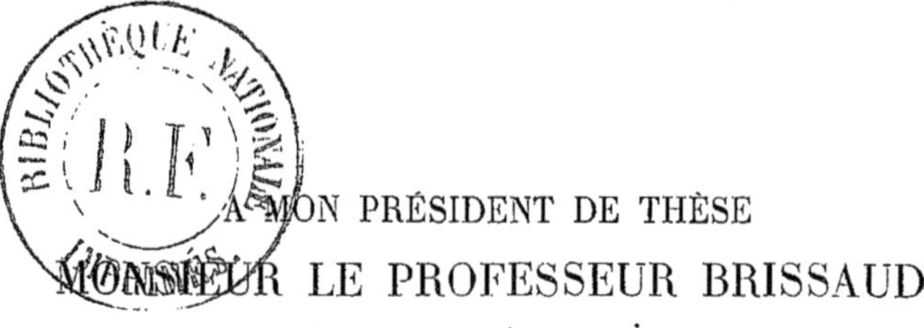

A MON PRÉSIDENT DE THÈSE

MONSIEUR LE PROFESSEUR BRISSAUD

CHEVALIER DE LA LÉGION D'HONNEUR

A LA MÉMOIRE DE MON BISAIEUL

LE DOCTEUR MICHEL MONTÉCOT

MÉDECIN DES HÔPITAUX DE LANGRES
CHEVALIER DE LA LÉGION D'HONNEUR
MÉDAILLÉ DE SAINTE-HÉLÈNE
OFFICIER D'ACADÉMIE
1793-1891

A LA MÉMOIRE DE MON PÈRE

LE DOCTEUR JOSEPH BROCARD

MÉDECIN DES HÔPITAUX DE LANGRES
1846-1881

A MA MÈRE

Je dédie ce travail, comme un hommage
de ma profonde reconnaissance.

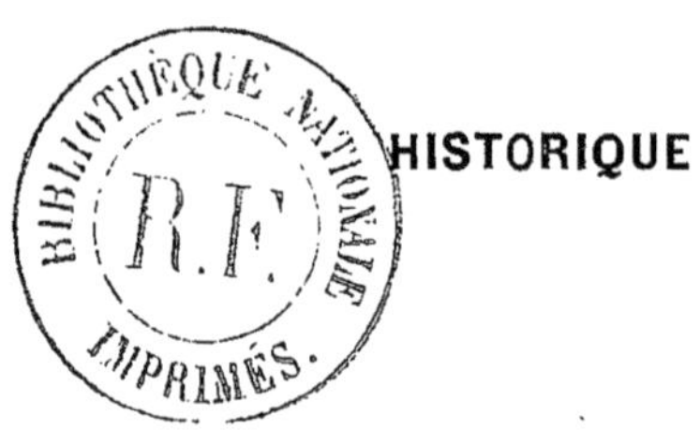

HISTORIQUE

L'idée d'agir localement sur la moelle et l'origine des nerfs, par ponction rachidienne, sans pénétrer dans les méninges, appartient à Léonard Corning. Cet auteur fit paraître, en 1885, un travail (1) dans lequel, se basant sur l'extrême richesse vasculaire de la région, il déclare : « qu'il n'est pas nécessaire d'injecter la substance active sous les méninges, » aussi décida-t-il « d'enfoncer l'aiguille à injection entre les apophyses épineuses des vertèbres lombaires inférieures ». Il rapporte deux expériences faites dans ces conditions sur deux chiens ; il obtint ainsi, en respectant l'étui dural, des effets durables d'anesthésie locale d'autant plus étendue que la dose était plus forte. Il termine en montrant tout le parti que la chirurgie génito-urinaire et même la chirurgie générale pourraient tirer de l'application de ce procédé. Mais jamais l'auteur américain n'étudia une autre voie que la voie lombaire et il est bien démontré d'ailleurs (2) qu'il

---

(1) Léonard Corning. Special anaesthesia and local medication of the cord. *New-York M. J.*

(2) Voir Tuffier. *Société de Biologie*, 11 mai 1901, n° 17, p. 491.

ne peut exister, cliniquement, de méthode épidurale par cette voie.

C'est le 20 avril 1901, que le premier, M. SICARD, décrivit à la Société de Biologie une nouvelle méthode d'injections intrarachidiennes : *les injections extra ou mieux épidurales par la voie sacro-coccygienne*. Il montra que cette méthode pouvait être employée sans danger au lit du malade, et que, si elle était inutilisable pour l'analgésie chirurgicale (Reclus et Sicard), elle permettait, au contraire, l'analgésie dans certaines affections d'ordre médical. M. SICARD citait, à l'appui de ses conclusions, neuf cas de névralgies lombaires ou des membres inférieurs, guéris ou améliorés par l'injection épidurale d'une solution cocaïnée.

M. CATHELIN (1), à la séance suivante, a mentionné également les essais qu'il a tentés dans ce sens. Pas plus que M. SICARD, il n'a pu obtenir d'analgésie suffisante pour les opérations chirurgicales. Il n'a pas étudié la méthode au point de vue médical.

M. WIDAL (2) a appliqué la méthode au traitement des douleurs viscérales et intercostales. Il a signalé les bons résultats obtenus dans la névralgie intercostale et au cours des crises gastriques d'un ulcère de l'estomac.

M. SOUQUES a vu disparaître la douleur instantanément chez un malade atteint de sciatique, après injection de 2 centigrammes de cocaïne au 1/100e. Deux jours après l'injection, la guérison se maintenait encore.

(1) CATHELIN. *Société de biologie*, 27 avril 1901.

(2) WIDAL et SOUQUES. Traitement des douleurs viscérales et intercostales par la méthode d'analgésie de Sicard. *Société médicale des hôp.*, 10 mai 1901.

De notre côté (1), nous avons pu observer une trentaine de cas de névralgies de toute sorte : sciatiques, zona, lumbago, douleurs fulgurantes du tabes, paraplégie douloureuse, que nous avons communiqués en partie à la Société de Biologie ; les malades provenaient tant du service de M. le Pr BRISSAUD que de celui de M. le Pr RAYMOND.

Mentionnons encore parmi les travaux parus : une note de M. CHIPAULT (2) à la Société de Biologie, dans laquelle cet auteur a cité deux cas de sciatique améliorés par le procédé et affirma avoir obtenu une anesthésie chirurgicale complète.

COLLEVILLE (3) signale les bons effets résultant de l'emploi du gaïacol orthoformé comme substance active.

Puis les travaux font éclosion de toute part. C'est coup sur coup :

Une nouvelle communication à la Société de Biologie de M. CATHELIN (4).

Un article du même auteur dans la *Presse médicale* (5).

Une étude de nous-même, sur le même sujet, où nous précisons les détails de technique et les résultats obtenus (6).

---

(1) BROCARD. *Société de biologie*, 25 mai 1901.

(2) CHIPAULT. *Société de biologie*, 1er juin.

(3) COLLEVILLE. *Union médicale du Nord-Est*, 30 mai.

(4) CATHELIN. *Société de biologie*, séance du 8 juin.

(5) ID. La ponction du canal sacré et la méthode épidurale. *Presse méd.*, 15 juin 1901.

(6) BROCARD. Les injections épidurales par la méthode de Sicard. *Presse méd.*, 19 juin 1901.

Un article de M. le Dr CHIPAULT dans la *Médecine moderne* (1).

On le voit, les travaux déjà parus sur cette méthode née d'hier sont relativement nombreux : aussi nous a-t-il semblé intéressant, en y consacrant notre thèse inaugurale, d'élucider quelques détails anatomiques afin de préciser quelques points de technique et d'essayer d'interpréter physiologiquement les résultats obtenus (2).

Ce sera la division de ce travail.

I. Étude anatomique. — II. Étude clinique. — III. Étude physiologique.

Mais avant de commencer cet exposé, malgré la banalité de la formule, nous voulons tout d'abord témoigner à nos maîtres dans les hôpitaux les sentiments de la profonde et sincère reconnaissance que nous leur gardons pour leur enseignement et la direction bienveillante qu'ils nous ont donnée :

A la mémoire de MM. les Drs Constantin PAUL, DUROZIEZ et DE SAINT-GERMAIN ;

A MM. les Drs GÉRARD-MARCHANT et Pierre DELBET, mes maîtres en chirurgie ;

A M. le Dr CHAMPETIER DE RIBES, mon maître en obstétrique ;

A M. le Pr DIEULAFOY, à MM. les Drs André PETIT et QUEYRAT (externat).

---

(1) CHIPAULT. *Médecine moderne*, 19 juin 1901.

(2) Tous ces travaux ne visent que l'analgésie médicale, mais il est bien évident que nous ne traitions ici qu'un des chapitres de la question ; car la cavité épidurale peut admettre nombre d'injections médicamenteuses autres que des anesthésiques comme, par exemple, des solutions iodoformées agissant comme topiques modificateurs ainsi que l'a récemment montré M. Mauclaire.

A MM. les Drs FAISANS, AUD'HOUI, OULMONT, FÉRÉ, KLIPPEL, HUDELO (internat provisoire).

Que M. le Pr BRISSAUD, que nous eûmes le bonheur, pendant nos trois années d'internat provisoire, d'avoir comme maître, à trois reprises différentes, veuille bien accepter ici toute notre gratitude pour la bienveillante sympathie qu'il nous a toujours montrée.

Il veut bien aujourd'hui accepter la présidence de notre thèse faite dans son beau service de l'Hôtel-Dieu, et en partie inspirée par lui. L'honneur qu'il nous fait augmente la dette de reconnaissance que nous avons contractée envers lui.

M. le Dr ENRIQUEZ, médecin des hôpitaux, connaît nos sentiments, nous tenons à les lui rappeler ici.

Notre ami J.-A. SICARD mit à notre disposition tous les documents qui lui avaient servi à édifier sa nouvelle méthode. Il nous introduisit dans le laboratoire de M. le Pr RAYMOND. Il collabora à nos expériences, y apportant le concours de sa science ingénieuse. Il fit en somme « besogne d'amitié » dont nous sentons la valeur plus que nous ne pouvons le dire.

Que M. le Pr RAYMOND, qui nous a si aimablement accueilli, veuille bien accepter l'expression de notre vive gratitude.

Enfin, nous adressons à M. le P[r] agrégé WIDAL, à M. DOPTER, médecin surveillant au Val-de-Grâce, à MM. les Drs QUEYRAT et CHIPAULT tous nos remerciements pour les observations si intéressantes qu'ils ont bien voulu nous communiquer.

I

ETUDE ANATOMIQUE

I

ÉTUDE ANATOMIQUE

Elle comprend la connaissance de la zone abordable, de ses limites osseuses, de ses dimensions, de l'extrémité inférieure du canal sacré et de l'espace épidural (1).

A. — REPÈRES OSSEUX

L'espace utile où l'aiguille doit pénétrer n'est autre chose que l'*hiatus sacro-coccygien,* encore appelé, quoique à tort (2), orifice inférieur du canal sacré. Il est situé à l'extrémité inférieure de la crête sacrée, au niveau de l'origine du pli interfessier.

Sa forme sur l'os sec est bien connue. Pour tous les classiques, c'est un ∩ renversé ou un Λ. L'extrémité inférieure des branches de l'∩ se renfle en un tubercule « qui représente un cinquième tubercule postéro-interne du sacrum » et qui, pour Morestin, devrait porter le nom de tubercule neural, car il figure tout ce qui reste des portions neurales des vertèbres. Ces deux tubercules inférieurs ne sont autre chose que les cornes inférieures du sacrum.

(1) Elle s'appuie sur les dissections, coupes, injections de 12 sacrums adultes 8 hommes, 4 femmes.

(2) Morestin. Des opérations par la voie sacrée. *Thèse,* Paris, 1894.

A la partie supérieure de l'échancrure et formant comme la clef de voûte de l'ogive osseuse, on voit souvent (7 fois sur 10 sacrums) un autre tubercule plus ou moins volumineux qui termine la crête sacrée il représente les deux neuraux fusionnés de la quatrième vertèbre

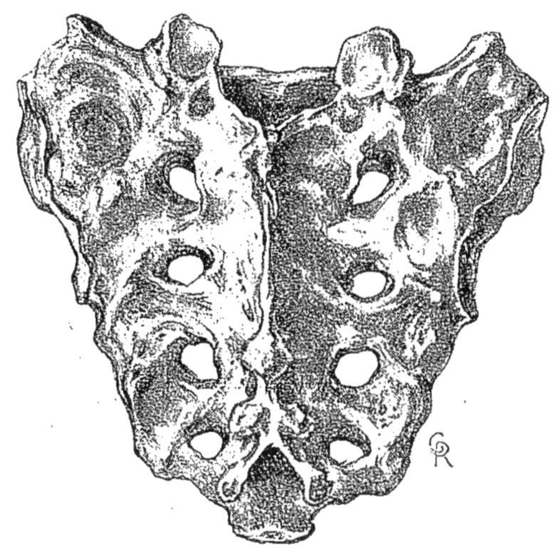

Fig. 1. — Face postérieure du sacrum montrant l'hiatus sacro-coccygien et les repères osseux (1).

sacrée. Quelquefois, il y a deux tubercules lorsque ils ne sont pas réunis. Cette disposition nous a paru bien moins fréquente que ne le dit Morestin. Enfin, une fois, les neuraux des vertèbres sacrées n'étaient pas fusionnés; la crête sacrée était double depuis la première apophyse épineuse, et l'espace interposé était comblé par du tissu fibro-aponévrotique émanant des régions voisines (fig. 1).

---

(1) Nos éditeurs ont bien voulu nous prêter 3 figures parues dans notre article du 19 juin dans la *Presse médicale*; nous les en remercions vivement.

Quoi qu'il en soit des anomalies, le tubercule médian de l'hiatus est réuni aux deux tubercules inférieurs par des crêtes épaisses, curvilignes, à concavité interne et inférieure, plus ou moins mousses, sur lesquelles s'insèrent les trousseaux fibreux forts et résistants qui obturent l'orifice.

Les deux tubercules inférieurs (cinq fois sur six sacrums) étaient à peu près symétriques et descendaient à peu près au même niveau.

Tels sont les 3 points repères osseux qui forment les limites de la zone abordable.

La distance qui les sépare est intéressante à connaître, puisque nous pourrons en déduire les dimensions de cette partie de l'hiatus où l'on devra implanter l'aiguille.

Voici les dimensions que nous avons pu déterminer.

Entre le tubercule médian supérieur (ou les deux dans le cas de non-fusion) et un plan rasant la face inférieure des cornes sacrées, on compte, en moyenne, 18 *millimètres*. Cette distance est comprise entre un maximum de 22 et un minimum de 15, mesures extrêmes dépendant du sexe, de l'âge et de la stature générale du sujet.

Entre les deux cornes inférieures, ou mieux entre les faces internes respectives, qui sont légèrement saillantes à l'intérieur de l'échancrure osseuse, on compte 8 *millimètres* environ ; et un peu plus haut que celle-ci, entre les crêtes latérales, 9-11 *millimètres*.

On le voit, l'aire abordable mesure, grosso modo, pas tout à fait *deux centimètres de hauteur* et presque *un centimètre de largeur*.

Notons, toutefois, que la hauteur peut être diminuée de 3 ou 4 millimètres, lorsqu'il existe, comme nous l'avons observé sur plusieurs sacrums, de minces lamelles osseuses unissant les deux crêtes latérales dont elles dépendent et dont la fusion se fait sur la ligne médiane, derrière le tubercule supérieur qu'elles débordent en bas. Il peut en résulter un obstacle à la libre introduction de l'aiguille. Aussi, le point d'élection préconisé par M. CATHELIN (1) qui pique dans la partie la plus haute du Λ sacré ne nous semble-t-il pas devoir être préconisé sans réserve.

B. — CANAL SACRÉ

Telles sont les limites du pourtour osseux de l'hiatus sacro-coccygien. Il donne insertion à un fort trousseau aponévrotique qui va se perdre sur la face postérieure de la colonne coccygienne et qui convertit en canal la gouttière circonscrite par les cornes sacrées sur l'os sec.

Sans entrer dans des détails anatomiques, rappelons que le surtout aponévrotique n'est pas autonome. Il y aurait là, dit MORESTIN (2), « des fibres entre-croisées des « grands fessiers, les vestiges fibreux des muscles ex- « tenseurs de la queue et un plan profond vertical, né « des bords internes des petites cornes sacrées ».

(1) *Société de biologie*, séance du 4 mai 1901.

(2) MORESTIN. *Loco citato*.

Quoi qu'il en soit, sa direction est très oblique par rapport à celle de la paroi antérieure du canal sacré. Aussi, l'espace compris entre le toit et le plancher du canal va-t-il en diminuant de plus en plus à mesure qu'on descend vers le coccyx.

Le *plancher* de la région est formé par le corps des deux dernières vertèbres sacrées.

Si l'on mène une perpendiculaire passant par le bord inférieur du tubercule médian supérieur, elle coupe obliquement en avant et en bas la 4e vertèbre sacrée, pour aller sortir en avant par l'interligne 3-4. V. S. De même, une perpendiculaire menée par les tubercules latéraux passe au niveau de l'interligne 4-5. V. S.

La distance, dans le premier cas, entre le point considéré et le plancher sacré est d'environ 8 à 10 millimètres, soit le diamètre antéro-postérieur du canal sacré à ce niveau. Dans le second cas, elle mesure à peine 2 millimètres, depuis la face inférieure du trousseau fibreux.

Au point de vue pratique, il résulte de ces données qu'en piquant entre les deux tubercules latéraux, on a bien des chances d'érailler de suite la vertèbre sacrée sous-jacente. Cet inconvénient n'existe pas si l'on pique un peu plus haut, parce que, plus haut, toit et plancher s'écartent en divergeant, laissant un espace large à l'aiguille, qui s'engaîne facilement dans le fourreau osseux.

C. — ESPACE ÉPIDURAL

Nous sommes dans l'espace épidural. Cet espace,

compris entre le feuillet dure-mérien proprement dit et le feuillet périostique de la méninge externe, est physiologique sur les autres segments de la colonne, c'est-à-dire qu'il est représenté par un espace virtuel ; on ne peut pas plus le ponctionner utilement, dans ces régions, sans perforer l'étui dural, qu'une cavité pleurale dont les deux lames glissent l'une sur l'autre, sans entrer dans le poumon (1). Rappelons que sa limite supérieure, siège au niveau du trou occipital, là où la dure-mère se divise en ses deux feuillets, et que, par conséquent il y a *indépendance absolue entre les espaces épiduraux crânien et spinal.*

Au sacrum, il n'en est plus de même ; le fourreau méningé n'existe plus dans les 2/3 inférieurs du canal vertébral. L'espace épidural est devenu réel, mais sa capacité est fort restreinte du fait de la présence de nombreux organes qui habitent sa cavité.

Toute la partie antérieure du canal sacré est occupée par les nerfs de la queue de cheval. Ils sont appliqués sur le plancher du canal et « sont réunis par une trame « fibreuse interradiculaire qui relie entre elles les gaî- « nes durales. Vue d'arrière en avant, cette trame forme « avec le cul-de-sac et les racines une sorte de patte « d'oie (2) (fig. 2). »

La partie postérieure du canal est le véritable espace épidural. Elle est comblée par des veines et par du tissu

---

(1) Cathelin. *Société de biologie*, 4 mai 1901.

(2) Chipault. Notes anatomiques sur le contenu du canal sacré. *Revue neurol.*, nos 21-22, 1894.

adipeux très abondant. « En arrière du cul-de-sac dural, « le tissu adipeux rougeâtre réunit et fixe les unes aux « autres les veines volumineuses et nombreuses ; au- « dessus du cul-de-sac, il devient blanchâtre, formé « presque uniquement de pelotons graisseux et les vei- « nes prennent une bien moindre part à sa constitu- « tion (1). »

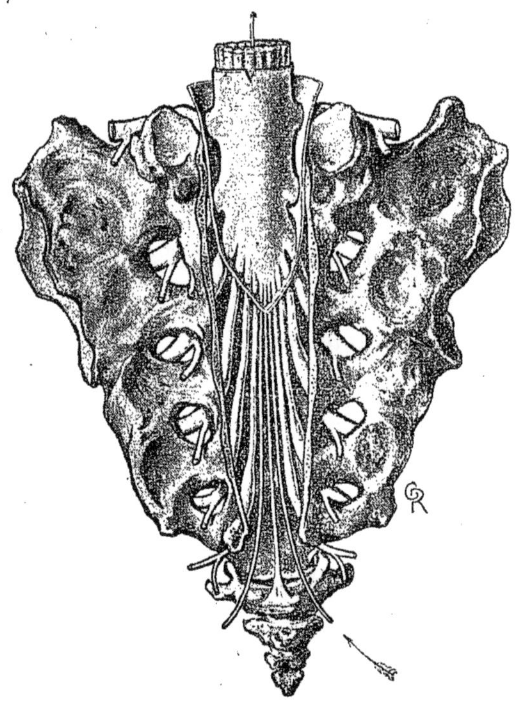

Fig. 2. — Montrant le contenu du canal sacré et la distance de la dure-mère aux tubercules inférieurs.

Sur le vivant, le cul-de-sac dural distendu par le li-

(1) Chipault. *Loco citato.*

quide céphalo-rachidien résorbé après la mort vient encore diminuer les dimensions de l'espace. Mais la capacité augmente si l'on fait fléchir les jambes du sujet, parce que les cordons nerveux s'appliquent en s'aplatissant davantage sur la face postérieure des vertèbres sacrées.

Somme toute, la cavité épidurale est donc fort réduite. Nous avons essayé d'en évaluer la capacité. Si, sur un sacrum encore articulé avec la colonne lombaire, on pousse une injection de cire colorée par l'hiatus sacro-coccygien, on la voit sortir immédiatement par les trous de conjugaison lombaires ; deux centimètres cubes à peine sont restés dans le canal.

Il semble donc résulter de cette expérience que l'injection doit diffuser très vite sous une pression déterminée. M. Chipault, cependant, pense que sur le vivant la diffusion est difficile à se produire. Il s'appuie sur l'expérience suivante. Il met un cadavre dans l'eau à 37° pendant une heure à une heure et demie, afin de rétablir la température normale et par conséquent de faire reprendre au tissu cellulo-adipeux son état et son volume normaux. Dans ces conditions, l'injection de masse colorée est très limitée et se localise parfaitement non loin de la canule de l'instrument. Ce fait expérimental cadre mal, nous devons le dire, avec le fait clinique de la disparition de la douleur dans le cas de névralgies haut placées, thoraciques par exemple. Chez le chien vivant, d'autre part, nos injections colorées de liquide ou de cire, s'arrêtaient toujours à la région cervicale supérieure, dont l'aspect polychrome tranchait sur la blancheur nacrée des espaces sous-arachnoïdiens (1).

Il s'agit maintenant de savoir quelle est la distance du cône dural au lieu d'élection de la piqûre. Sur les sacrums que nous avons étudiés, la distance est égale à 7 centimètres, en moyenne, un peu plus courte chez la femme. En enfonçant une aiguille de 6-7 centimètres jusqu'à la garde, on n'arriverait donc pas à destination, car il faut songer à l'épaisseur des parties molles. D'ailleurs, il y a une autre raison pour ne pas blesser le réservoir inférieur arachnoïdien, lorsque l'aiguille *rectiligne* a franchi les parties molles, elle est conduite par la *convexité* du plancher et va rapidement buter contre la paroi supérieure du canal, en sorte que plus elle s'enfonce, plus elle va divergeant en arrière, loin de la terminaison de la méninge (fig. 4, p. 37).

Ces données anatomiques relevées sur le cadavre faciliteront l'étude de l'exploration de la région sur le vivant que, pour éviter des redites, nous verrons à propos de la technique de l'injection.

---

(1) Fait également constaté par Cathelin.

II

ETUDE CLINIQUE

II

ÉTUDE CLINIQUE

Elle comprend celle de la technique et celle des résultats obtenus.

A. — TECHNIQUE

L'étude analytique de cette technique embrasse celles :

De la substance active;

De l'instrument;

De l'acte opératoire lui-même.

1° Substance active

Différentes substances ont été employées par les auteurs et par nous-même.

a. Chlorhydrate de cocaïne en solution aqueuse.

Nous employons le chlorhydrate de cocaïne au 1/100 ou 1/200. Après divers essais, nous nous sommes arrêté à la dose de 2 centigrammes, soit 2 centimètres cubes de solution; les doses supérieures n'ayant pas paru agir plus vite, ni plus longtemps.

Cette solution peut être *stérilisée* de diverses façons. La stérilisation parfaite peut être obtenue par le passage à l'autoclave à 120° ou par chauffage successif à 60° ou 80° (Tyndallisation). La cocaïne ainsi traitée peut être mise dans des ampoules fermées à la lampe, que l'on ouvre au moment de s'en servir. Ce procédé très sûr « n'altère ni la composition chimique, ni le titre, ni « l'action physiologique (1) ». Hérissey et Lhospitalier (2), d'une part; Arnaud et Comte (3), d'autre part, ont montré qu'à ces hautes températures, l'anesthésique en question conservait le même pouvoir rotatoire sur la lumière.

Nous nous servons presque toujours de l'*ébullition simple* pendant 5 minutes dans un tube à essai stérilisé. Le procédé est évidemment moins rigoureux que les précédents, car on pourra l'accuser de faire varier le titre de la solution, du fait de l'évaporation de l'eau; en tous cas, cette variation dans la teneur de la substance active doit être très faible, car nous avons toujours obtenu des effets satisfaisants au double point de vue de l'asepsie et de l'anesthésie.

b. Huile cocaïnée.

Nous avons essayé également l'emploi de cocaïne en solution huileuse au 1/100e (huile d'amandes douces).

(1) Tuffier. *Presse médicale*, n° 15, 20 février 1901.

(2) In *Thèse* Pedeprade.

(3) In Tuffier. *Loco citato*.

C'est l'alcaloïde lui-même qu'il faut employer, car ses sels, comme ceux de la plupart des alcaloïdes sont insolubles dans l'huile (Yvon, communication orale). La solution est stérilisée à l'autoclave à 120°. Elle prend alors, par le refroidissement, un aspect trouble, blanchâtre, qui disparaît peu à peu. La dose adoptée fut généralement 2 centimètres cubes soit 2 centigrammes.

c. *Gaïacol orthoformé.*

Comme succédané de la cocaïne, il convient de parler ici de l'injection de gaïacol orthoformé, préconisé par Colleville (1). En voici la formule :

Gaïacol cristallisé.	6 grammes.
Orthoforme.	0gr,50
Acide benzoïque.	0gr,365
Huile d'amandes douces, stérilisée à 120°. .	*q. s. p.* 60 c. c,

L'auteur fit 3 injections à 24 heures d'intervalle ; l'une de 1 centimètre cube, les autres de 2 centimètres cubes.

d. *Chlorhydrate de morphine.*

Cette substance nous a servi deux fois : une fois seule, une fois associée à la cocaïne. Malheureusement les accidents d'intoxication qui, d'ailleurs, ne se prolongèrent pas, furent assez notables pour nous forcer d'en déconseiller l'emploi, malgré les bons effets anesthésiques obtenus (Obs. I et XXI).

---

(1) Colleville. *Union médicale du Nord-Est*, 30 mai 1901.

e. Sérum artificiel glacé.

Mis à part ces anesthésiques proprement dits, il était intéressant de rechercher si des modifications extrêmes de température ne donneraient pas à un liquide absolument indifférent, l'eau simple ou légèrement salée, une vertu analogue. Les solutions très chaudes à 60° ou 70° ont l'inconvénient d'entraîner des brûlures irrémédiables : elles étaient donc à rejeter. Il n'en est pas de même du froid. M. le Pr Brissaud, qui eut le premier cette idée, nous dirigea dans ce sens. Sans donner ici les résultats, qui trouveront mieux leur place plus loin, voici la technique indiquée par notre maître et suivie par nous.

Le liquide employé est le sérum artificiel (7 grammes de NaCl pour 1000). On remplit de cette solution saline une seringue de Roux de 10 centimètres cubes (afin de ne pas recommencer l'opération si souvent lorsqu'on a plusieurs malades en même temps à l'hôpital) ou une seringue de Pravaz ordinaire. On la plonge ainsi chargée dans un mélange de glace et de sel marin, qui amène un rapide abaissement de température. Il est bon, au point de vue de l'asepsie, de coiffer l'embouchure de la seringue d'un petit tube de caoutchouc qu'on lie au moyen d'un fil. Ou bien ce qui est encore plus simple, lorsqu'on se sert d'une seringue de Pravaz, on la met dans un tube à essai stérilisé obturé avec un bouchon d'ouate et de caoutchouc. Le tout est plongé dans le bain réfrigérant et laissé 7-8 minutes. Rappelons que le point de congélation du sérum, — donc aussi le point de fusion du sérum congelé — est à — 6/10e de degré. Ce point s'abaisse encore si la teneur en NaCl est plus élevée. Il est évident qu'il ne faut pas attendre que la masse ait formé un glaçon dans l'intérieur du corps de l'instrument. Dans ce cas, la chaleur de la main suffit à ramener la masse au degré de froid désiré.

Nous avons employé chez tous nos malades ou à peu près, tous les anesthésiques indiqués plus haut (1). On pourra se rendre ainsi compte de leur valeur respective, sensiblement la même. La solution aqueuse de cocaïne est la plus facile à se procurer ; c'est aussi à elle que nous donnons la préférence. Le sérum glacé, plus difficile à avoir en clientèle, serait l'idéal puisque, dépourvu de toute toxicité, il produit des effets identiques.

2° INSTRUMENTS

L'instrumentation est très simple.

Comme *seringue,* celle de ROUX, de PRAVAZ ou de LUER, celle-ci étant plus complètement stérilisable. Comme *aiguille,* nous nous servons de l'aiguille correspondant à la seringue, de préférence la plus longue (6-7 centimètres) en platine iridié qui plie et ne court pas le risque de casser dans le canal. CATHELIN (2) emploie l'aiguille de

---

(1) On peut, évidemment, employer tous les anesthésiques succédanés de la cocaïne, eucaïne, tropacocaïne, etc. De même, l'antipyrine comme nous l'avait indiqué, il y a longtemps, M. le Pr BRISSAUD.

(2) CATHELIN. *Société de biologie,* séance du 4 mai.

Tuffier, ou mieux une aiguille à biseau normal d'un calibre moins fort.

Seringue et aiguille sont bouillies pendant le temps réglementaire, après que l'on s'est assuré de la parfaite perméabilité de l'instrument, par le passage d'un fil de platine, qu'il est inutile de laisser à l'intérieur comme dans la ponction lombaire.

Rappelons avec Tuffier (1) que les seringues et les aiguilles ne doivent jamais être soumises à l'ébullition avec la solution de carbonate de soude. Ce sel décompose et précipite le chlorhydrate de cocaïne ; le liquide à injecter devient alors blanc laiteux, ce qui permet de s'apercevoir de l'erreur.

3° Acte opératoire

Il comprend plusieurs temps :

a. Position du malade ;

b. Recherche des points de repère ;

c. L'injection elle-même.

a. Position du malade.

Elle varie avec les auteurs.

Pour Cathelin (2), « il faut placer le malade en position genu-pectorale, ce qui d'abord facilite l'écoulement graduel du liquide et évite les fausses routes latérales ».

---

(1) Tuffier. *Presse médicale*, 20 février 1901.

(2) Cathelin. *Société de biologie*, 4 mai.

Dernièrement, M. Chipault (1) préconise la position de Trendelenburg ou la suspension par les pieds qui semblerait favoriser la diffusion de la cocaïne.

Avec Sicard, nous préférons placer le malade dans le *décubitus latéral* du côté malade, quand il s'agit de sciatique parce que le liquide injecté baignera plus vite les racines des nerfs douloureux. Dans les cas de douleurs lombaires ou viscérales, le sujet est couché indifférement d'un côté ou de l'autre suivant l'intensité de la douleur, ou, dans tous les cas, suivant le côté le plus en lumière et qui soit le plus commodément à la main de l'opérateur.

Les jambes sont fléchies sur les cuisses ; elles-mêmes fléchies sur le bassin. Le malade a les genoux rapprochés du menton. Il réalise parfaitement la position dite en chien de fusil (2) (ou encore la position de Sims).

Dans certains cas où la douleur est trop vive pour permettre la flexion exagérée des divers segments de membre, on peut mettre le malade soit dans la position genu-pectorale, soit debout au pied de son lit, surlequel il s'appuie avec les mains, en se courbant autant qu'il peut.

b. Recherche des points de repère.

Que l'on adopte l'une ou l'autre de ces positions, on procède alors à la recherche des points de repère.

---

(1) Chipault. *Société de biologie*, 1er juin.
(2) Sicard. *Société de biologie*, 20 avril et 4 mai.

Dans quelques cas favorables, chez les gens maigres, on peut à la simple *inspection* de la région sacrée voir, se dessinant sous les téguments, l'échancrure osseuse. Elle se traduit, surtout au jour frisant, par un méplat, une dépression triangulaire à base inférieure surmontant l'origine du sillon interfessier avec lequel il se continue.

Ce méplat fait suite brusquement à une partie convexe, bombant en arrière, répondant aux premières vertèbres sacrées. Souvent cette partie immédiatement sus-jacente est longée par deux sillons latéraux (fossettes latérales de Chipault) qui conduisent l'œil et le doigt, qui les explore, précisément à la partie supérieure de notre région.

Mais cette disposition, qui rend l'hiatus accessible à la vue, n'existe plus guère chez les individus dont l'embonpoint dépasse un peu la normale. Chez les adipeux, en particulier chez certaines vieilles femmes obèses, la couche de graisse masque toutes les saillies ; au lieu d'un méplat, la région bombe plus ou moins en arrière.

Aussi, dans presque tous les cas, *l'exploration digitale* sera la meilleure méthode d'investigation pour chercher les repères osseux de l'échancrure.

A un travers de doigt, au-dessus de l'origine du pli interfessier (le malade étant fléchi dans la situation la plus favorable à l'injection) par une palpation perpendiculaire à la direction générale de ce pli, l'index va à la recherche des tubercules sacrés inférieurs, *repères essentiels* qu'il faut sentir, ce qui est facile en général. La pulpe du doigt explorateur sent ainsi une première éminence osseuse, puis une dépression où elle peut se loger entièrement et au-dessus de laquelle elle vient buter contre le tubercule supérieur (dans la position donnée). Souvent, surtout chez les gens maigres, on peut sentir le ou les tubercules médians supérieurs, ainsi que tout le pourtour osseux de l'Ո (fig. 3).

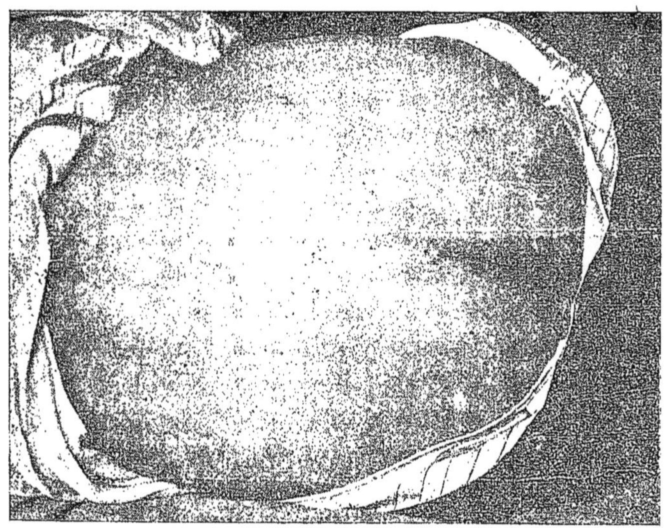

Fig. 3. — Montrant l'origine du pli interfessier et la zone abordable qu'il faut reconnaître à la palpation (1).

Il faut bien se rappeler, surtout lorsqu'on débute, que la zone abordable est relativement haut située. On a tendance, les premières fois, à s'engager beaucoup plus bas, dans le sillon interfessier lui-même. *C'est à l'origine supérieure du pli qu'il faut aller explorer et piquer.*

---

(1) Négatif dû à la complaisance de notre collègue et ami Méheut.

D'ailleurs, pour éviter les tâtonnements, on pourrait rechercher la pointe du coccyx qui s'enfonce beaucoup moins qu'on ne croirait dans la rainure interfessière (dans la position de flexion forcée adoptée). La région utile se trouve située à peu près à une longueur d'index de cette extrémité osseuse (jusqu'au pli de flexion palmaire), soit environ 7 centimètres. Évidemment, il y a des variations individuelles, mais qui s'écartent peu de cette distance.

Voici sur 15 cas observés les distances obtenues entre le point de piqûre et le coccyx, tant sur des hommes que sur des femmes.

D = 6,5	6,5	6
6,4	8	7,5
6,3	8	7
6,5	8	8,2
7	5,6	6,5

Soit, en moyenne, 6^{cm},8, compris entre un minimum de 5,6 et de 8,2. Chez la femme, la distance est un peu plus courte.

Les repères étant ainsi déterminés, *où convient-il de piquer ?*

CATHELIN (1) pique à la partie toute supérieure du Λ ; outre qu'il n'est pas toujours facile de sentir le sommet de l'échancrure, nous avons déjà montré que, dans certains cas, il pouvait se trouver des obstacles insurmontables à la pénétration de l'aiguille.

(1) CATHELIN, *Société de biologie*, 4 mai.

Sicard (1) pique sur la ligne médiane, à égale distance des deux tubercules inférieurs et à leur niveau.

Pour nous, chaque fois que c'est possible, nous préférons piquer un peu plus haut que ne le dit Sicard ou si l'on veut (dans la position du sujet) un peu en avant du plan des deux tubercules inférieurs pour les raisons anatomiques que nous avons indiquées plus haut (fig. 4).

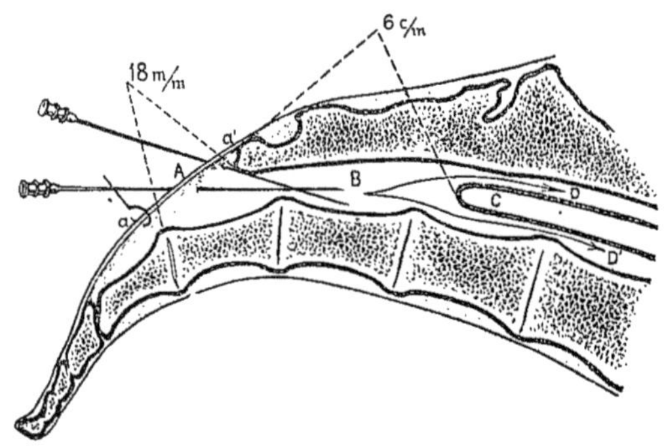

Fig. 4. — *aa'*, distance entre le tubercule médian supérieur et les deux tubercules latéraux. — *a'* c, distance entre le tubercule médian et le cône dural. — Aiguille supérieure, mauvais lieu d'ilection de la piqûre, l'instrument venant butter contre le plancher. — Aiguille inférieure, bonne inplantation au milieu de l'aire aponévrotique (schéma dû à l'obligeance de M. Maigrot).

c. *L'injection.*

Après antisepsie et asepsie classiques et minutieuses du champ opératoire et des mains de l'opérateur et ébullition de l'instrument, il faut ponctionner.

Rapidement, du doigt stérile, on s'assure à nouveau

---

(1) Sicard. *Société de biologie*, 20 avril et 4 mai.

du point d'élection, que les débutants ont pu marquer au préalable, avant l'asepsie de la région, d'un trait au crayon de nitrate d'argent. On peut facilement se passer d'anesthésie locale, la piqûre n'étant pas si douloureuse. Cependant, chez certains sujets, l'insensibilisation cutanée doit être provoquée. Nous préférons, dans ce cas, le chlorure d'éthyle à une piqûre préalable de cocaïne, sous les téguments ; autant vaut économiser une piqûre, toujours désagréable au malade.

L'opérateur saisit alors l'aiguille non montée sur la seringue et la régularité de la ponction va alors dépendre de la *direction* donnée à l'instrument.

Prenant le sillon interfessier comme guide, on doit piquer bien sur la ligne médiane pour ne pas léser les nerfs coccygiens qui sortent latéralement. Il faut se rappeler que la peau de la région est très mobile ; aussi est-il bon de la fixer avec deux doigts de la main gauche, pour ne pas détruire le parallélisme des parties. Les plans sous-jacents sont assez résistants, car nous avons à traverser, d'une part, les tractus fibreux échelonnés sur la ligne médiane qui unissent, véritable haie aponévrotique, la face profonde de la peau au plan profond, d'autre part, le puissant trousseau obturateur de l'hiatus (1).

La direction à donner à l'aiguille est oblique d'arrière en avant, de façon qu'on puisse mettre un travers de doigt entre le pavillon et la peau. On pousse alors

---

(1) Morestin. Opérations par la voie sacrée. *Thèse*, 1894.

doucement d'une façon continue, le malade n'éprouvant qu'une légère douleur limitée à la traversée des parties molles. Si l'on est dans la bonne voie, on perçoit très nettement la sensation si spéciale d'une membrane tendue à travers laquelle passe un instrument acéré. L'étape tendineuse franchie, l'aiguille s'enfonce d'elle-même ; la main reconnaît très bien la prise, l'engainement dans le fourreau osseux. On enfonce, aussi loin que l'on peut, jusqu'à la garde.

M. Cathelin dirige l'aiguille en bas et en avant, jusqu'à ce qu'on sente l'os (paroi antérieure du canal) puis relève légèrement la pointe et entre directement, comme dans un corps mou, sans jamais rencontrer de difficulté.

Cette manière de faire à laquelle nous-même avons eu recours, dans certains cas, a l'inconvénient de faire mal au malade du fait de la discision du périoste.

Quel que soit le procédé, l'aiguille étant implantée (1), on ajuste la seringue et on pousse doucement le liquide. A la fin, on retire d'un seul coup seringue et aiguille et l'on touche avec un peu de teinture d'iode l'orifice punctiforme de la piqûre. Quelquefois, on note une petite hémorragie ; dans ce cas, on fera bien, après tamponnement rapide, d'appliquer un peu de collodion comme après une thoracentèse.

---

(1) Si une goutte de sang venait à sourdre, au niveau du pavillon de l'aiguille, il vaut mieux repiquer l'instrument ailleurs ; on fera bien de s'abstenir de l'injection huileuse dans ce cas (embolies graisseuses).

Telle est l'opération, très facile, comme on le voit, dans la grande majorité des cas. Toutefois, surtout au début de la pratique, il peut y avoir des difficultés qui viennent empêcher ou retarder la pénétration dans l'espace.

Elles proviennent, soit du sujet, soit de l'opérateur.

1° *Difficultés venant du sujet.*

La plus importante est *l'adiposité*. Chez certaines femmes obèses, les téguments sont séparés des repères osseux par 2 ou 3 centimètres de graisse et même plus. Dans ces cas, le doigt ne perçoit, à travers une couche molle très épaisse dans laquelle on peut faire rouler les pelotons adipeux, qu'un plan résistant, profondément situé, où il est bien difficile de démêler une éminence osseuse.

Dans ces cas, d'ailleurs heureusement rares, nous usons d'un artifice qui nous a toujours réussi. Nous basant sur la distance qui sépare le coccyx de la zone abordable, nous piquons au niveau du septième centimètre compté de ce point au moyen d'un ruban métrique et l'on pique un peu au-dessous (le coccyx étant toujours plus court chez la femme). Dans ces conditions, et avec un peu de chance, l'aiguille pénètre presque toujours du premier coup.

2° *Difficultés provenant de l'opérateur.*

a. Le repérage a été mal fait. L'opérateur a piqué trop bas ou trop haut. Trop bas, il est arrêté par la face postérieure de la 5ᵉ V. sacrée ; trop haut, il bute contre le sommet de l'échancrure.

b. Le repérage a été bien fait, mais la peau trop mobile que l'on n'a pas fixée *a déplacé la pointe* dans ce cas, on a piqué trop latéralement et celle-ci vient toucher contre l'un ou l'autre tubercule.

c. La direction à donner à l'aiguille est mauvaise.

Si elle est enfoncée trop perpendiculairement, on sent immédiatement une résistance insurmontable et on fait mal au malade.

Ou bien on pique trop parallèlement au plan cutané ; dans ce cas, l'aiguille s'enfonce trop vite. Elle a une mobilité exagérée dans tous les sens. Si on pousse l'injection, on voit immédiatement se former, sous la peau de la crête sacrée, une boule d'œdème : on a fait une injection hypodermique.

Dans tous ces cas, il faut retirer l'aiguille, rechercher, sans se presser, les points de repère, en agissant comme nous l'avons dit, et il est bien rare, dans ces conditions, qu'un second essai ne soit pas couronné de succès.

B. — RÉSULTATS OBTENUS

I. — Phénomènes qui accompagnent l'injection

Mise à part la douleur de la piqûre initiale, les malades éprouvent presque tous, au moment même où l'on introduit le liquide, une sensation spéciale. C'est tantôt « un engourdissement qui remonte dans les reins, ou s'étend dans la fesse », tantôt, plus rarement, ils sentent « comme de l'eau couler dans les reins ». Mais ils n'ont pas la notion de la température. Pour le sérum glacé, par exemple, les uns ne peuvent arriver à dire si c'est chaud ou froid ; d'autres affirment que « c'est tiède ». La solution huileuse ne donne lieu à aucune sensation.

Outre cette sensation toute locale, presque tous les malades disent avoir des fourmillements s'étendant à l'un comme à l'autre membre, pouvant même descendre jusqu'aux orteils (1).

Une fois (observation VII) l'injection amena, au moment même, un véritable paroxysme, une exaspération de la douleur, qui d'ailleurs céda, après cinq minutes, pour faire place au soulagement habituel.

---

(1) L'injection de gaïacol orthoformé est désagréable ; les malades accessent « des piqûres multiples » dans les reins.

II. — Phénomènes qui suivent l'injection

1° L'un tient à la présence du liquide dans la colonne vertébrale ;

2° L'autre est représenté par l'amendement de la douleur.

1° Le seul incident que nous ayons pu noter, et encore pas toutes les fois, est le suivant : quelques heures après l'injection, la région sacro-lombaire devient douloureuse, sensible comme après une contusion reçue. Il semble, disent les malades, « que l'on ait reçu un coup de pied, un coup de bâton », ou encore « que l'on ait un poids de 20 kilogrammes sur le dos ». Plus rarement, cette sensation de meurtrissure peut remonter jusqu'à la région cervicale (observation IV). Elle peut d'ailleurs manquer.

Elle *apparaît* dans le courant de la première journée à des époques variables.

Sur 15 cas observés, pris au hasard, elle survint :

Quatre fois,	3 heures après.
Quatre fois,	6 heures après.
Sept fois,	le malade ne ressentit rien.

La *durée* de cet engourdissement est, en général, assez courte :

Une fois,	elle dura	trois jours.
Une fois,	—	deux jours.
Une fois,	—	vingt-quatre heures.

Dans tous les autres cas elle disparut dans la soirée. Deux fois, elle fut assez forte pour forcer le malade à se coucher. Une fois, le gaïacol orthoformé produisit des douleurs de tête, des bourdonnements d'oreilles, et un état de malaise qui dura une douzaine d'heures (observ. XIX). Toutes les fois, les malades après les injections de gaïacol disent sentir la créosote toute la journée.

Enfin, il faut noter que c'est surtout la première fois que les malades s'en plaignent; les fois suivantes, la plupart n'éprouvent plus rien, ou une courbature très légère et passagère.

Ce phénomène nous semble lié à la quantité de liquide injecté. Sur un de nos malades (observation XVI), l'injection de 40 centimètres cubes de sérum seul, à la température ordinaire, fut suivies d'une sensation de meurtrissure très marquée. L'injection *huileuse* donne moins souvent lieu à cet incident. Le *sérum glacé*, tantôt lui donne naissance, tantôt est absolument indifférent. Dans ces cas, il faut invoquer certaine susceptibilité individuelle.

Quoi qu'il en soit, c'est le seul incident que nous ayons pu relever comme conséquence de notre méthode et dont il sera bon d'avertir les malades. Mais, jamais, comme dans les ponctions lombaires, nous n'avons noté de nausées, de vomissements, de céphalée intense. Deux fois, les malades se plaignirent le soir d'un peu de céphalée, mais c'étaient deux névropathes, à qui, d'ailleurs, l'intervention n'apporta aucun soulagement.

2° La conséquence immédiate de l'injection est *l'analgésie*.

Il s'agit, bien entendu, d'analgésie simple, toujours limitée aux troncs nerveux douloureux. Jamais nous n'avons obtenu, en suivant notre technique, l'anesthésie des territoires cutanés correspondants ou même une hypoesthésie appréciable. Il nous faut, toutefois, mentionner ce fait, que dernièrement M. Chipault a pu réaliser l'insensibilisation par la voie épidurale, en mettant son malade dans la position de Trendelenburg et pratiquer des opérations par ce procédé.

Cette analgésie est donc le fait capital qui suit l'injection. Elle n'a fait absolument défaut, que rarement. En général, son apparition est très rapide, pour ainsi dire instantanée. Aussitôt le malade relevé, pendant qu'il rattache ses vêtements, il accuse presque immédiatement un soulagement complet, une sensation de bien-être qui se traduit assitôt sur sa figure, et cela, quel que soit le liquide anesthésique employé. Le sérum glacé paraîtraît même agir plus vite que la cocaïne. A cette règle de l'instantanéité de la sédation de la douleur, il est quelquefois des exceptions. Nous avons vu (Obs. VII) qu'il peut y avoir exaspération de la douleur, au moment de l'injection, au niveau d'un des points douloureux, ou au niveau d'un seul (Obs. VIII).

D'autres fois, le soulagement s'installait progressivement, au bout d'un jour ou deux (Obs. VIII).

Étudions maintenant le mode d'établissement de l'analgésie, sa durée dans les différentes affections douloureuses que nous avons pu recueillir. Nous verrons alors si, en présence d'améliorations dûment constatées, on peut escompter la guérison dans certains cas donnés, par l'application systématique de la méthode.

Nous passerons en revue successivement la sciatique,

le lumbago, les douleurs fulgurantes du tabes, les névralgies intercostales de toute nature, les viscéralgies, etc., qui forment les principales indications de l'application du procédé.

A. — ANALGÉSIE DANS LA SCIATIQUE.

Dans les cas de sciatique, l'analgésie *débute* généralement par la racine du membre. Les points ischiatique, rétro-trochantérien et cruraux de VALLEIX sont les premiers à disparaître. Les points inférieurs péronier et rétro-malléolaire sont certainement les plus tenaces, dans la plupart des cas. Il n'est pas rare toutefois de voir le membre devenir le siège d'un engourdissement total, précurseur du soulagement complet. Par contre, dans 2 cas nous avons observé le curieux phénomène suivant : tandis que les points supérieurs fessier et crural disparaissaient brusquement, il y avait une véritable exaspération de la douleur au niveau des points péronier et malléolaire, douleur qui ne cédait qu'après deux ou trois injections successives. L'observation II en est un exemple frappant.

Le signe de LASÈGUE n'existe plus. Le mouvement très douloureux dans la sciatique (parce que, comme dans le procédé indiqué, il détermine la tension du nerf atteint), et qui consiste à fléchir le corps en avant sans plier les genoux, devient facile. Le malade se baisse, s'accroupit, plie la cuisse sur le bassin et la jambe sur la cuisse sans éprouver aucune gêne.

S'il tousse « cela ne lui répond plus dans la fesse

comme avant », alors que les secousses brèves de la toux étaient pour lui la source de souffrances répétées et redoutées (Obs. VIII et XXI). Il en est de même des efforts de la défécation.

La palpation du nerf est possible. Le malade qui, dans son lit, ne pouvait s'appuyer sur le côté malade, peut maintenant se coucher indifféremment d'un côté ou de l'autre. Comme corollaire de la disparition des élancements pénible sou de la sensation de pesanteur extrême, le malade dort mieux.

La marche claudicante, difficile, devient du fait de l'injection ce qu'elle était avant l'atteinte du mal. L'attitude courbée, la scoliose disparaît. Un malade, qui avait mis une heure un quart pour aller de la gare d'Orléans (Austerlitz) à la Salpêtrière, en se traînant avec deux cannes de banc en banc, s'en va d'un pas léger, après la première injection de 2 centigrammes de cocaïne en solution aqueuse.

Tels sont les effets immédiats de la cocaïnisation épidurale, qui surprennent grandement le malade et les opérateurs, surtout les premières fois.; on assiste chez ces sujets à une véritable résurrection (1). Il importe maintenant de savoir s'ils sont durables.

La *durée* de l'analgésie dans la sciatique est variable avec chaque injection et aussi et surtout avec la nature de la sciatique.

Elle est, en moyenne, absolue pendant 3 jours, comme on peut s'en assurer par la lecture des observa-

---

(1) Widal. *Société médicale des hôpitaux*, séance du 10 mai.

tions. Puis, peu à peu, les douleurs réapparaissent progressivement, quoique moins fortes généralement qu'avant la première injection. L'ordre de retour des points douloureux est presque toujours inverse de celui de leur disparition : les points les derniers pris reviennent les premiers, dans l'espèce, les points péronier et rétro-malléolaire.

Mais nous insistons sur ce fait, que, le plus souvent, les malades, constatant une amélioration très marquée viennent se soumettre à une nouvelle injection, avec d'autant plus de confiance qu'ils ont pu en retirer, pendant 2, 3, 5 jours, un bien-être auquel ne les avaient pas habitués les traitements externes, ou internes, antérieurement suivis.

Est-ce à dire que l'amélioration progressive tende toujours, dans tous les cas de sciatique, vers la guérison ? L'affirmative ici serait aussi hors de saison que la négative. Il convient, en effet, pour répondre à cette question, de distinguer plusieurs catégories dans les divers cas observés.

a. Dans un premier ordre de faits, de beaucoup les plus favorables, et que nous souhaitons aux praticiens, nous rangerons les cas de sciatique dits *a frigore*, à début non éloigné. Ici, une moyenne de 3 injections, pratiquées à 3 jours d'intervalle, nous a suffi largement. (Obs. I-VI et XII). Ce sont les cas que la cocaïnisation épidurale guérit.

b. Dans une deuxième catégorie de cas (Obs. XVI-XXIII), on est en présence de sciatiques anciennes à attaques multiples, chez des individus porteurs de varices, ou bien ce sont des douleurs liées à une névrite périphérique ou à une lésion des centres (tabes, myélite) avec troubles trophiques plus ou moins accentués. Ici, il n'y a que des améliorations passagères, plus ou moins longues, mais nous croyons ces cas rebelles à la guérison absolue (Obs. XXIV), parce qu'il y a des lésions invétérées que notre méthode ne peut atteindre.

c. En troisième lieu, il est toute une série de cas où l'analgésie n'est pas produite, ou bien n'a qu'une durée insignifiante. Il en est ainsi dans les cas de compression des racines nerveuses par une tumeur abdominale ou pelvienne. Une fois pourtant, la méthode a amené une sédation très nette de la douleur. Dans ce cas, que M. Guinard a bien voulu nous communiquer, il s'agissait d'une sciatique gauche par compression du fait d'un cancer de l'S iliaque. L'analgésie dura chaque fois 3 jours d'une façon absolue. Dans tous les autres cas observés tant par M. Guinard, à la maison Dubois, que par nous, à la Salpêtrière, chez les femmes ayant un néoplasme utérin, le résultat fut nul ou à peu près, quel que fût d'ailleurs l'anesthésique employé, le nombre et la répétition des injections.

d. Enfin, nous mettrons dans un chapitre à part ces topoalgies sciatiques des hystériques. Chez ces malades, les injections épidurales n'agissent pas mieux, ni plus mal, que la moindre injection sous-cutanée de protoxyde d'hydrogène! La première fois, le sujet impressionné par les préparatifs d'une opération qu'on ne lui a pas encore faite prétend ressentir des effets surprenants. Mais les douleurs reviennent vite, et la seconde fois, on n'obtient plus rien (Obs. XXV).

Quoi qu'il en soit, notre méthode épidurale a donné souvent des résultats satisfaisants. Il faut, bien entendu, que le malade ne reprenne pas trop hâtivement son travail, ne se surmène pas de parti pris, comme on le verra dans l'observation X, « pour essayer ses forces ».

OBSERVATIONS

N. B. Pour simplifier, D — signifie la distance mesurée entre le sommet du coccyx et le lieu d'élection de la piqûre.

Le terme cocaïne sans épithète, ou avec l'adjectif aqueuse est mis pour chlorhydrate de cocaïne.

Observation I (personnelle).

Clo..., 28 ans, employé de commerce, 49, rue de Montmorency, entré le 13 mai 1901, à l'Hôtel-Dieu, salle Saint-Charles, service de M. Brissaud, lit n° 15 *bis*.

Sciatique gauche.

Pris brusquement, jeudi 9 mai, de tiraillements dans la jambe gauche, puis les douleurs augmentent, le forçant à s'arrêter, le samedi 11 mai. Il attribue son mal à ce qu'il travaille depuis quelques jours dans un sous-sol humide.

E. A. — Arrive se traînant avec deux cannes. Douleurs violentes et lancinantes sur tout le trajet du sciatique. Il est courbé, sans pouvoir se redresser. Tout mouvement est douloureux. Signe de Lasègue.

Traitement. — 13 *mai*. — Injection immédiatement de 2 centigrammes de *cocaïne* et d'un centigramme de *morphine* dans 4 centimètres cubes de sérum. Moins de 2 minutes après, cessation des douleurs, le malade peut marcher. Il dort profondément de midi à 3 heures.

Vers 5 heures et demie, 6 heures après l'injection, il est pris d'agitation et de céphalée, a deux vomissements le soir. Température 37°.

Mardi 15 *mai*. — La température atteint 38°,8. Ne ressent plus du tout de douleur sur le trajet du sciatique. Impossible même de la réveiller par la pression. N'éprouve plus que de légers tiraillements quand il se redresse. La marche se fait très bien. La céphalée persiste. Légère raideur de la nuque.

La céphalée disparaît le soir.

Mercredi 15 *mai*. — Le malade s'en va parfaitement bien.

Résumé. — Résultat excellent, mais inconvénient trop marqué de la morphine.

Observation II (personnelle).

Pra..., Paul, marchand, rue de la Glacière, 136, 28 ans. Venu à la consultation de la Salpêtrière, le 1er juin.

Sciatique gauche.

Début remonte à 3 mois et demi, après avoir couché sur la terre humide. Il y a 8 jours, exacerbation des douleurs qui deviennent lancinantes. Dort mal.

E. A. — Points fessier et péronier. Signe de Lasègue très net.

Traitement. — 1er *juin*. — 1re injection de 2 centigrammes de *cocaïne*. Opération très facile. D = 7,2. Ils sent très bien le liquide monter. Aucun soulagement, même après un quart d'heure. On lui refait, séance tenante, une deuxième injection avec 10 centimètres cubes de sérum glacé. Pas de soulagement immédiat. Pas de sensation de meurtrissure lombaire. Mais n'a plus d'élancements depuis l'injection et est beaucoup plus souple.

5 *juin*. — 2e injection de 2 centigrammes de *cocaïne aqueuse*. Comme la première fois, pas de soulagement immédiat, mais celui-ci

apparaît peu à peu, la raideur disparaissant progressivement tous les jours.

8 *juin*. — Revu le malade qui a repris son travail depuis la dernière fois et ne ressent plus rien.

Résumé. — 2 injections de chl. de cocaïne aqueux. Résultat excellent.

Observation III.

Lag..., 56 ans, gardien de la paix, 39, rue de Domrémy. Venu à la consultation de la Salpêtrière, le 1er juin.

Sciatique gauche.

Début il y a 25 jours à la suite d'un refroidissement fréquent dans son métier par des douleurs lombaires. Élancements dans la jambe, surtout la nuit, pendant laquelle il est réveillé constamment par ces douleurs.

E. A. — Souffre beaucoup. Claudication. Points cruraux et rétro-malléolaire. Signe de Lasègue.

Traitement. — 1er *juin*. — 1 injection de 2 centigrammes de *cocaïne*. Opération très facile. D = 7. Soulagement immédiat très net ; il se plie, se courbe. Pas de sensation de meurtrissure. Grande amélioration. Le point péronier persiste toujours, le point malléolaire a disparu.

6 *juin*. — 2e injection de *cacaïne aqueuse*. Soulagement immédiat du point péronier.

8 *juin*. — Revu le malade qui ne souffre plus du tout, mais qui veut à toute force une troisième injection « comme préventif ».

Résumé. — 2 injections de chl. de cocaïne. Résultat excellent.

Observation IV (personnelle).

Lav..., François, 46 ans, employé à la Compagnie d'Orléans, 83, rue du Chevalleret.

Venu à la consultation de la Salpêtrière le 1er juin.

Sciatique droite.

A eu déjà une première attaque, il y a 2 ans, contractée comme celle-ci à la suite de refroidissement. Cette deuxième poussée date de 3 semaines.

E. A. — Il éprouve des douleurs lancinantes très vives, qui l'empêchent de se tenir debout, de marcher sans canne, de dormir. Points fessier, cruraux, péronier, rétro-malléolaire. Signe de Lasègue.

Traitement. — 1er *juin.* — 1 injection de 2 centigrammes de *cocaïne aqueuse.* Opération très facile. D = 7. Soulagement immédiat dans les reins. On le met sur la table d'élongation. Il supporte très bien sans douleur une séance de 5 minutes. Le soir, vers 5 heures, sensation d'un poids de 20 kilogrammes sur la colonne vertébrale.

Encore quelques élancements quand il est assis trop longtemps. Dort très bien et peut se retourner de tous les côtés dans son lit ; ce qu'il ne pouvait pas faire auparavant.

5 *juin.* — 2e injection de 2 centigrammes de *cocaïne aqueuse.* A encore eu la sensation d'engourdissement dans toute la colonne. L'amélioration du côté de la sciatique est complète et persistante.

8 *juin.* — Le malade revient enchanté, ne ressentant plus aucune douleur et faisant tous les mouvements qu'il veut.

Résumé. — 2 injections de chl. de cocaïne. Résultat excellent.

Observation V (personnelle).

Jar..., 12, rue des Bernardins, maçon.

Venu à la consultation de la Salpêtrière le 30 avril 1901.

Sciatique droite.

Début remonte à un mois et demi, assez brusquement par lumbago, l'empêchant absolument de se courber. Peu à peu, la douleur s'est étendue dans toute la jambe.

Pas de syphilis. Il attribue son mal à son travail dans l'humidité.

E. A. — Il souffre actuellement beaucoup de douleurs sourdes. Points ischiatique crural et malléolaire surtout. Signe de Lasègue.

Traitement. — 30 *avril.* — Première injection de 1 centigramme de *cocaïne* dans 8 c.c. de sérum. Douleur s'amende. Il retourne chez lui à pied ; 2 heures après, sensation de meurtrissure lombaire, qui disparaît dans la soirée.

1er *mai.* — Douleur revenue, quoique moins forte.

2-3 *mai.* — Douleur revient progressivement.

4 *mai.* — Deuxième injection de 2 centigrammes de *cocaïne aqueuse.* Point ischiatique disparu ; 2 heures après, sensation de meurtrissure, mais moins forte que la première fois.

11 *mai.* — Depuis 8 jours va bien mieux. Points péroniers et malléolaires ont disparu complètement. Ne souffre plus qu'un peu, au niveau de la cuisse. A repris son travail.

Troisième injection de 2 centigrammes de *cocaïne aqueuse*, amenant immédiatement l'amendement du dernier point douloureux.

18 *mai.* — A encore la sensation de jambe lourde, mais plus de douleur.

Quatrième injection de 2 centigrammes de *sérum glacé* ; s'en va, sans plus rien ressentir.

21 *mai.* — A une légère sensation d'engourdissement. Trouve inutile la piqûre.

25 *mai.* — Revu le malade qui a repris son travail et va bien.

Résumé. — 3 injections de cocaïne aqueuse, 1 de *sérum glacé.*

Observation VI (personnelle).

Br..., Jean, 29 ans, sommelier, rue Simon-le-Franc, 40.

Venu à la consultation de la Salpêtrière le 12 juin.

Douleurs sacro-lombaires du côté droit.

Début date de 4 mois, insidieux. Alcoolisme. Depuis dimanche souffre énormément, élancements, quand il tousse, se mouche ou va à la selle. Marche courbé en deux. Légère scoliose homonyme. Signe de Lasègue. Point fessier.

Le 12 *juin*. — Injection de 1 centimètre cube de *gaïacol orthoformé*. Un peu de soulagement immédiat ; va un peu mieux en général. Dort mieux et peut mieux se retourner dans son lit.

Le 15 *juin*. — 2e injection de 2 centimètres cubes de *gaïacol orthoformé*. Soulagement très marqué ; mais ne peut encore se courber, s'accroupir.

Le 19 *juin*. — 3e injection de 2 centimètres cubes de *cocaïne aqueuse*. Après 5 minutes, le malade n'accuse plus aucune douleur; il peut faire tous les mouvements qu'il veut.

Observation VII (personnelle).

Fab..., Régis, 52 ans, boulanger, rue Chanoinesse, 22.

Venu à la consultation de la Salpêtrière le 29 mai.

Sciatique droite.

Début remonte à 10 mois par la jambe gauche ; puis la douleur s'est portée sur la jambe droite. Refroidissement. Pas de syphilis, ni de tabes.

E. A. — Souffre beaucoup, marche difficilement. Points fessier, cruraux, péronier, rétro-malléolaire. Douleurs lancinantes, s'asseoit très difficilement. A essayé de tout.

Traitement. — 29 *mai*. — Injection de 2 centigrammes de *cocaïne aqueuse*. Opération très facile. D = 6,3. Exaspération de la douleur pendant 5 minutes, puis disparition totale dans toute la jambe. A 2 heures de l'après-midi, sensation de meurtrissure lombaire. Amélioration très marquée. Peut s'asseoir.

1er *juin*. — 2e injection de 2 centigrammes de *cocaïne aqueuse*. Soulagement absolu jusqu'à 2 heures de l'après-midi. Alors sensation de meurtrissure lombaire. La jambe est encore un peu engourdie. Mais il n'y a plus d'élancements.

5 *juin.* — 3e injection de 2 centigrammes de *cocaïne aqueuse*. Soulagement immédiat de l'engourdissement.

Résumé. — 3 injections de chl. de *cocaïne aqueux*. Résultat satisfaisant.

Observation VIII (personnelle).

Béz..., Victor, 42 ans, Clichy-la-Garenne, 25, rue de Paris, chauffeur à la Compagnie de l'Ouest.

Venu à la consultation de la Salpêtrière le 8 mai.

Sciatique gauche.

Début remonte à un mois et demi. Établi d'une façon insidieuse et progressive. Attribué par le malade à son métier qui l'expose à toutes les intempéries.

Jamais malade ; pas de syphilis.

E. A. — Souffre beaucoup, quand il est debout. Claudication. Douleurs sourdes, gêne et pesanteur exaspérées quand il tousse. Dort mal.

Points ischiatique, péronier et rétro-malléolaire.

Traitement. — *Le* 8 *mai.* — Première injection de 3 centigrammes de *cocaïne* dans 10 centimètres cubes de sérum. Opération très facile chez lui. Distance au coccyx = 6,3. La fesse et la cuisse instantanément dégagées, mais exaspération de la douleur au point péronier. Ne sent plus rien quand il tousse. Pas de sensation de meurtrissure.

11 *mai.* — Plus du tout mal à la fesse, mais souffre beaucoup du mollet.

Deuxième injection de 2 centigrammes de *cocaïne aqueuse*. Sensation de descente d'engourdissement dans le mollet.

15 *mai.* — Le mollet est toujours douloureux.

Troisième injection de 2 centigrammes de *cocaïne aqueuse*. Soulagement absolu pendant 2 heures, puis réapparition du même point.

18 *mai.* — Quatrième injection de 2 centigrammes de *cocaïne*.

Le mollet est dégagé complètement. La palpation ne réveille plus de douleur. 2 jours après, le point fessier réapparaît, mais bien moins fort; et seulement quand il marche. Dort très bien.

22 *mai.* — Cinquième injection de 2 centigrammes de *cocaïne.* Douleurs fessières disparaissent. Reviennent le lendemain, mais seulement sous la forme d'engourdissement. Le malade se considère comme presque guéri.

25 *mai.* — Sixième injection de 2 centigrammes de *cocaïne huileuse*, qui amène la cessation complète de la douleur.

Résumé. — 6 injections : 5 de chlorh. de *cocaïne aqueuse*, 1 de *cocaïne huileuse.*

Observation IX (personnelle).

Laz..., rue Saint-Martin, 19, menuisier, 22 ans, venu à la consultation de la Salpêtrière, le 12 juin.

Sciatique gauche.

Début remontant à 3 semaines, progressif.

E. A. — Douleurs lancinantes. Dort mal. Points douloureux, fessier et péronier. Signe de Lasègue. Démarche difficile.

13 *juin.* — 1 injection de 2 centigrammes de *gaïacol orthoformé.* Soulagement immédiat. Pas de courbature lombaire. Grande amélioration pendant 3 jours. Dort bien. Peut se coucher du côté malade.

Observation X (personnelle).

Raf..., Auguste, 31 ans, employé au chemin de fer d'Orléans, 79, rue de Patay.

Venu à la consultation de la Salpêtrière le 18 mai.

Sciatique droite.

Début remonte au 17 février, à 3 mois par conséquent. — Brusquement installé par douleurs lombaires, puis descendant dans la jambe gauche jusqu'aux malléoles. Est resté couché 5 semaines. Pas de Σ.

E. A. — Va mieux, mais quand il marche, ressent un point dans la fesse. La jambe est raide et pesante : ce qui le gêne beaucoup.

Traitement. — 18 *mai.* — 1 injection de 10 centimètres cubes de *sérum glacé.* Opération très facile ; on sent très bien chez lui les 3 tubercules repères. D = 7 centimètres. Sensation de fraîcheur s'étendant dans la fesse qui reste sensible. Sensation de meurtrissure lombaire qui persiste le lendemain et le surlendemain. Mais il ne sent plus sa jambe. Seulement hier, 21 mai, pour essayer ses forces il est resté debout pendant 3 heures ; alors la raideur est revenue au niveau de la fesse et du pied.

22 *mai.* — 2e injection de 2 centigrammes de *cocaïne* en solution aqueuse. Soulagement immédiat. Le malade reprend son travail.

25 *mai.* — Encore un peu d'engourdissement quand il se surmène. La piqûre est jugée inutile.

Résumé. — 2 piqûres : 1 de sérum glacé, 1 de cocaïne aqueuse.

Mais le malade souffrait déjà peu, quand nous avons commencé le traitement.

Observation XI (personnelle).

Ren..., Eugène, 29 ans, commis, rue des Petits-Carreaux, 9.

Venu à la consultation de la Salpêtrière, le 11 mai 1901.

Sciatique gauche.

Début il y a 20 jours, insidieux, attribué au surmenage et à un refroidissement.

E. A. — Ressent des douleurs profondes avec élancements dans la cuisse gauche, dans la fesse et un peu au niveau de la cheville. Démarche pénible. Signe de Lasègue.

Traitement. — Première injection de 2 centigrammes de *cocaïne aqueuse.* Opération assez difficile parce que le sujet est gras.

D = 6,5. Au moment de l'injection, il ressent des élancements dans la cheville qu'il n'éprouvait pas avant, mais se passèrent au bout d'une heure. Le soir éprouve une forte sensation de courbature.

Le 15 *mai.* — Les douleurs sont revenues sourdes, mais il n'a plus d'élancements. Deuxième injection de 2 centigrammes de *cocaïne.* Amélioration immédiate. Mais les 2 jours qui ont suivi, il eut de l'engourdissement lombaire assez marqué. Toutefois les douleurs ont disparu complètement.

Le 18 *mai,* il reprend son travail. Les douleurs, moins fortes, reviennent le jeudi 23 mai, au niveau de la fesse et de la cuisse.

25 *mai.* — Troisième injection d'*huile cocaïnée* (2 centimètres cubes). Soulagement immédiat. Sensation de courbature dans les reins disparaissant le soir. 3 jours après, le genou lui fait un peu plus mal.

29 *mai.* — Quatrième injection de 2 centigrammes de *cocaïne huileuse.* Amélioration immédiate.

On n'a pas revu le malade. En somme, en 4 piqûres, l'amélioration a été progressivement des plus nettes.

Observation XII

Ja..., Aimée, 29 ans, caissière, passage de l'Industrie, 10.

Hôtel-Dieu, salle Sainte-Monique, lit n° 23.

Sciatique droite chez tuberculeuse.

Est venue à l'hôpital parce qu'elle tousse et crache le sang. Souffre aussi de la jambe droite depuis 11 mois (juillet 1900).

Douleurs très vives, lancinantes, sur tout le trajet du nerf sciatique. Marche difficile et pénible ; quand elle tousse, exaspération des souffrances dans toute la jambe.

Notre collègue et ami Bauer nous confie le soin de lui faire une injection épidurale de cocaïne.

Le 7 *juin,* 1 injection de 2 centigrammes de *cocaïne.* Soulagement immédiat. Elle marche beaucoup mieux. Pas de sensation de meurtrissure. L'amélioration totale persiste encore 3 jours après. Le 10 juin, le point crural est un peu sensible à la palpation. Nuits bonnes depuis. Revue le 4 juillet, elle n'a plus souffert depuis la piqûre.

Résumé. — 1 injection de chl. de cocaïne. résultat très satisfaisant.

Observation XIII

(M. Chipault, *Médecine moderne*, 19 juin.)

Homme adulte atteint de douleurs de sciatique chronique dans les deux membres inférieurs, surtout le droit. Injection épidurale de 2 centigrammes de *cocaïne* dans le décubitus ventral par le procédé intégral de Sicard. Le soir même, le malade était soulagé, il le reste encore aujourd'hui quinze jours après l'injection.

Observation XIV due à l'obligeance de M. Dopter, médecin-surveillant au Val-de Grâce.

M..., 23 ans. *Névralgie lombo-sacrée gauche,* survenue progressivement après une chute violente sur les pieds. Toutes les branches du plexus lombaire plus la onzième dorsale sont intéressées, le plexus sacré de même: *sciatique.*

Points douloureux multiples et zones d'anesthésie absolue sur le trajet des nerfs atteints, entourés d'une zone de dysesthésie. Dans la région du fémoro-cutané se greffent des phénomènes paresthésiques spéciaux à la région.

Boiterie marquée en marchant; de plus, scoliose homonyme par contraction musculaire.

Souffre depuis un an de douleurs spontanées et provoquées. Tous les traitements ont échoué.

Le 24 mai 1901. — Injection de 2 centimètres cubes de *cocaïne* à 1 pour 100 par la voie sacro-coccygienne de Sicard. Immédiatement après l'injection, le malade se lève, marche sans claudication, sans la scoliose homonyme précédente ; les points douloureux ont complètement disparu. Seuls les troubles de sensibilité cutanée persistent.

Il sort de l'hôpital le 14 juin sans avoir présenté le moindre phénomène douloureux. Sent un soulagement définitif depuis 3 semaines.

Observation XV rapportée par M. Souques à la *Société médicale des Hôpitaux*, 10 mai 1901.

Une de ses malades souffrait d'une sciatique droite depuis 6 mois. Ses douleurs avaient augmenté notablement depuis 2 mois et la gênaient beaucoup. Elle ne pouvait marcher d'un pas normal, ni surtout se retourner sans éprouver des douleurs intolérables.

Le 8 mai, on lui injecte 2 centigrammes de *cocaïne* par la méthode de Sicard.

Instantanément, cette malade s'est levée, et s'est mise à marcher, à tourner aisément et sans aucune douleur, à sa grande surprise et à celle de l'assistance.

Le 10 mai, 2 jours après, la guérison se maintient, la malade souffre encore d'une douleur dans le jarret ; mais les points fessier et rétro-trochantériens ont disparu.

On lui refait encore une injection qui amène la sédation de la douleur.

La malade revue cinq semaines après n'accusait plus aucune douleur.

Observation XVI (personnelle).

Pio..., Alexandre, 55 ans, maçon, à Choisy-le-Roi (villa Pichon).

Venu à la consultation le 4 mai à la Salpêtrière.

Sciatique gauche.

Début remonte à 2 mois et demi, progressif et lent. Alcoolisme. Pas de syphilis ni de tabes. *Varices*. Douleurs sourdes l'empêchant de marcher. Il a mis 1 heure un quart à venir de la gare d'Orléans (Austerlitz) à la Salpêtrière.

E. A. — Points péronier, malléolaire et fessier.

Traitement. — 30 *avril.* — Injection de 40 centimètres cubes d'*eau salée*,[1] après quoi toute l'épine dorsale fut indolorée jusqu'à la région lombaire. Les douleurs augmentèrent jusqu'à 7 heures du soir.

4 *mai.* — Injection de 3 centigrammes de *cocaïne* dans 8 centimètres cubes de sérum. Immédiatement, soulagement du point fessier. Les points malléolaire et péronier sont toujours douloureux. La marche est bien plus facile. Est resté 3 jours sans souffrir. Puis, réapparition des 2 points fessier et malléolaire, moins forts toutefois que précédemment.

11 *mai.* — Troisième injection de 2 centigrammes et demi de *cocaïne aqueuse* dans 2 centimètres cubes. Immédiatement après, amélioration dans la fesse et dans le mollet. Il sent un engourdissement général; marche plus facilement. Le point fessier réapparaît le lendemain, mais moins fort.

15 *mai.* — Quatrième injection de 2 centigrammes de *cocaïne*. Idem. Sensation d'engourdissement intense. Ne sent rien jusqu'au lendemain soir, puis reviennent les douleurs de la fesse.

18 *mai.* — Cinquième injection de 2 centigrammes de *cocaïne*. Le point fessier disparaît. Amélioration pendant une quinzaine d'heures.

21 *mai.* — Sixième injection de 2 centigrammes de *cocaïne*. Idem. Le mollet reste presque complètement dégagé.

25 *mai.* — Septième injection de *cocaïne huileuse* de 2 centimètres cubes. Ne sent pas le liquide monter comme les fois précédentes. La fesse est bien moins douloureuse.

29 *mai.* — Huitième injection de *cocaïne huileuse* (2 centimètres cubes). Soulagement immédiat dans la fesse. Amélioration très marquée.

1er *juin.* — La fesse lui fait grand mal.

Neuvième injection de *cocaïne acqueuse*. Toujours amélioration; mais le point fessier est tenace, alors que les points inférieurs ont disparu.

12 *juin*. — Dixième injection de 1 centimètre cube de *gaïacol orthoformé*. Soulagement analogue pendant 2 jours.

15 *juin*. — Onzième injection, de 2 centigrammes de *cocaïne*. Soulagement pendant 2 jours.

Résumé. — Amélioration générale, mais guérison douteuse.

Observation XVII (personnelle).

Vil..., 43 ans, gardien de la paix.

Venu à la consultation de la Salpêtrière le 11 mai.

Sciatique gauche.

Début remonte à 15 ans. Depuis, de temps en temps, poussées aiguës qui l'irritent.

La dernière date d'un mois. Est particulièment violente.

E. A. — Douleurs continues avec élancements internes surtout la nuit, où il lui est impossible de se coucher sur le dos. Point ischiatique, péronier, rétro-malléolaire. Signe de Lasègue. A tout essayé.

Traitement. — 11 *mai*. — Première injection de 3 centigrammes de *cocaïne aqueuse*. Soulagement immédiat. Vers 3 heures de l'après-midi, sensation de meurtrissure lombaire. Il dort bien et peut se coucher sur la fesse malade. Les douleurs réapparaissent le 13, de plus en plus fortes.

15 *mai*. — Deuxième injection de 2 centigrammes de *cocaïne aqueuse*. Amendement général des points douloureux, mais il ressent dans toute la jambe un engourdissement qui le gêne beaucoup.

Chez lui, certaine difficulté par suite d'adiposité. D = 8.

3e injection de 2 centigrammes de *cocaïne aqueuse*. Semble moins agir que la première.

1er *juin.* — L'engourdissement persiste, mais d'une façon générale se trouve beaucoup mieux.

4e injection de 5 centimètres cubes de *sérum glacé.* On le met après sur la table d'élongation. Il supporte, sans douleurs, une séance de 5 minutes, après quoi il se trouve bien soulagé.

Résumé. — 4 injections : 3 de cocaïne, 1 de sérum glacé.

Observation XVIII (personnelle).

Dun..., Joséphine, 45 ans, blanchisseuse, 58, rue de la Folie-Méricourt.

Venue à la consultation de la Salpêtrière, le 29 mai.

Sciatique gauche et douleurs lombaires.

Début ancien, remonte à 5 ans. Poussées successives.

E. A. — Souffre beaucoup au niveau des reins, ce qui la force à s'asseoir constamment pendant qu'elle travaille, et dans la jambe gauche. Points fessier, cruraux et rotulien. Pas de sucre. *Varices* très développées.

Traitement. — 29 *mai.* — 1 injection de 2 centigrammes de *cocaïne* en solution aqueuse. Soulagement absolu pendant 2 jours. Comme elle travaille sans se reposer toute la journée, elle se fatigue et les douleurs reviennent, mais disparaissent pendant la nuit. Pas de sensation de meurtrissure, mais un peu de lassitude.

1er *juin.* — La fesse est complètement dégagée ; seul le genou gauche est douloureux, toujours un peu.

2e injection de 2 centigrammes de *cocaïne aqueuse.* Soulagement immédiat du genou.

5 *juin.* — Toujours mal à la partie inférieure de la cuisse. La fesse ne lui fait plus mal depuis la 1re injection.

3e injection de 2 centigrammes de *cocaïne acqueuse.* Plus de douleurs du tout pendant 2 jours. Travaille beaucoup. Le genou lui fait mal de nouveau, mais moins qu'avant.

12 *juin.* — 4e injection de *gaïacol orthoformé.* Soulagement immédiat.

Observation XIX (personnelle).

Dau..., 42 ans, contrôleur de chemin de fer, 162, boulevard de la Gare.

Venu à la consultation de la Salpêtrière le 22 mai.

Sciatique droite.

Début il y a 3 mois, insidieux et progressif. Il y a un mois a cessé son service, l'attribue à son métier très fatigant, toujours exposé aux courants d'air et à l'humidité.

E. A. — Souffre beaucoup. Dort mal. Marche difficile, élancements. Points fessier, cruraux, péronier et rétro-malléolaire. Signes de Lasègue. Pas de sucre. Pas de tabes.

Traitement. — 22 *mai.* — Injection de 0,02 de *cocaïne aqueuse.* Injection facile, points de repère très nets. D — 5,6. Soulagement immédiat, durant pendant 3 jours d'une façon absolue. Sensation de meurtrissure vers 3 heures de l'après-midi qui dura jusqu'à 10 heures du soir; le lendemain ne s'est plus ressenti de rien.

25 *mai.* — Ce matin, douleurs assez vives.

2e injection de 2 centimètres cubes *d'huile cocaïnée* à 1/100e. Soulagement très net. La douleur est remplacée par du fourmillement. Soulagement absolu pendant deux jours. Douleurs réapparaissent le 3e jour, mais bien moins fortes.

29 *mai.* — 3e injection de 2 centigrammes de *cocaïne aqueuse.* Soulagement immédiat du point fessier. Sensation de courbature. 2 heures après, reprend son service.

5 *juin.* — Le mollet lui fait encore mal.

4e injection de *cocaïne aqueuse.* Bien soulagé pendant 2 jours, mais se surmène, se fatigue et est obligé de revenir, souffrant à nouveau beaucoup.

12 *juin.* — 5e injection de *gaïacol orthoformé* : 2 centimètres cubes. Soulagement immédiat.

15 *juin.* — Grande amélioration. 6e injection de *gaïacol orthoformé.*

Résumé. — 6 injections, 3 de chl. de cocaïne, 1 de cocaïne huileuse, 2 de gaïacol orthoformé.

Observation XX (personnelle).

Mur..., Marie, employée, 35 ans, rue d'Aboukir, 8.

Venue à la Salpêtrière, le 7 mai 1901.

Douleurs sciatiques dans la jambe droite.

Début remonte à 3 ans. Porte des varices très apparentes à la face postérieure de la cuisse, développées pendant une grossesse datant de 6 ans.

E. A. — Souffre beaucoup (d'autant qu'elle est debout toute la journée) depuis la fesse jusqu'au mollet. Douleurs lancinantes. Signe de Lasègue. Points douloureux, surtout fessier et crural. A tout essayé : bains de vapeur, salicylate de soude, antipyrine, pointes de feu, siphonage, liniments chloroformés.

Traitement. — 7 *mai.* — 1re injection de 1 centigramme et demi de *cocaïne* dans 8 centimètres cubes de sérum. Opération facile. D = 6,5. Une minute après, les mouvements de flexion de la cuisse sont possibles. Sensation de meurtrissure lombaire. A souffert dans l'après-midi beaucoup plus qu'avant ; ce qui l'oblige à se coucher. Pas d'amélioration.

11 *mai.* — 2e injection de 2 centigrammes et demi de *cocaïne* dans 2 centimètres cubes de sérum. Immédiatement après, se sent la jambe plus libre. Les points fessier et crural ont presque complètement disparu. Elle ressent un bien-être qu'elle n'a pas éprouvé depuis 3 ans. Quand elle se relève, elle n'a plus de douleurs.

L'amélioration dure absolue le 12, le 13 et le 14 jusqu'au soir. Le 14 les élancements reprennent.

Le 15 *mai.* — Souffre davantage.

Le 17 *mai.* — Vives douleurs dans la fesse et dans la cuisse.

Le 22 *mai.* 3e injection de 2 centigrammes de *cocaïne huileuse.*

Soulagement immédiat. Vers 2 ou 3 heures de l'après-midi, sensation de courbature lombaire, mais moins forte que la 1re fois. Le soulagement persiste le 23 et le 24.

Le 24 mai. — Les douleurs réapparaissent mais bien moins fortes qu'avant.

Le 25 mai. — 4e injection de 2 centigrammes de *cocaïne huileuse*. Soulagement immédiat, mais les douleurs réapparaissent une heure après.

Le 29 mai. — 5e injection de 2 centigrammes de *cocaïne huileuse*. Soulagement immédiat, mais comme la fois précédente ne dure pas plus d'une heure.

Le 5 juin. — Souffre beaucoup. Injection de 2 centigrammes de *cocaïne aqueuse*. Amélioration immédiate et plus durable : 2 jours.

Le 8 juin. — 6e injection de 2 centigrammes de *cocaïne aqueuse*. Soulagement marqué.

Le 12 juin. — 7e injection de 2 centimètres cubes de *gaïacol orthoformé*. Soulagement instantané, mais elle prétend que « ça la pique plus que les autres fois », au niveau du rein. Amélioration pendant 4 heures. A la suite, horriblement malade. Elle a eu une telle courbature lombaire, pendant 2 jours, qu'elle ne pouvait se courber et marchait tout d'une pièce. Mais amélioration dans la journée.

Le 18 juin. — 8e injection de 2 centigrammes de *cocaïne aqueuse* (refusé le gaïacol). Soulagement habituel.

Ainsi chez cette femme, nous avons obtenu des sédations absolues de 2 et 3 jours avec amélioration progressive générale. Mais il faut se rappeler que c'est une variqueuse ; qu'il y a chez elle des lésions chroniques dont la rétrocession seule amènerait la cessation définitive des douleurs.

Observation XXI (personnelle).

Dur..., Jean, 34 ans, tailleur de pierres, rue d'Écosse, n° 2. Venu à la consultation de l'Hôtel-Dieu le 3 mai 1901.

Névrite alcoolique (?) avec douleurs sciatiques, droite surtout.

H. M. — Début il y a 4 mois, insidieux et progressif. A été forcé d'arrêter le travail le 24 mars dernier. Les douleurs ont commencé par la fesse, puis se sont étendues à la cuisse, à la jambe et au pied. Pas de tabes ni de syphilis.

A. P. — C'est la seconde attaque. La première remonte à 5 ans.

A tout fait, les derniers temps. On lui a même fait des injections de *cocaïne* sous la peau de la cuisse à 3 reprises différentes qui l'ont fort amélioré pendant une heure chaque fois, mais immédiatement les douleurs reprenaient aussi fortes.

Le 3 *mai.* — Douleur profonde, continue, avec élancements surtout marqués au niveau de la région fessière et dans la moitié inférieure de la jambe. Signe de Lasègue. Marche très pénible.

1re injection de 1 centigramme de *cocaïne* dans 1 centimètre cube de sérum. Opération très facile. On sent chez lui 4 tubercules. D = 6,4. Ressent immédiatement l'injection remonter jusqu'au-dessus du sacrum. Aussitôt après, amélioration très marquée dans la fesse, ce qui lui permet d'exécuter des mouvements de flexion, de la cuisse sur le bassin, impossibles auparavant. 2 heures après, sensation de meurtrissure lombaire. Les douleurs sont bien moins violentes.

Le 8 *mai.* — Le point fessier est très tenace. La douleur remonte dans les reins et l'empêche de se redresser.

2e injection de 3 centigrammes de *cocaïne* dans 10 centimètres cubes de sérum. Immédiatement soulagé dans les reins. Une heure après, va bien mieux. Reste sans souffrir pendant 3 jours.

Le 10 *mai.* — Les douleurs réapparaissent.

Le 11 *mai.* — 3e injection de 2 centigrammes de *cocaïne* dans 2 centimètres cubes de sérum. Amélioration immédiate durant seulement la journée. Puis les douleurs reviennent.

Le 15 *mai.* — 4e injection de 1 centigramme de *morphine* dans 2 centimètres cubes de sérum. Soulagement immédiat dans la fesse, mais sent une douleur plus vive dans le mollet. Le soir, vers 5 heures, céphalée vive, étourdissement et nausées. Les douleurs de la jambe, moins vives, reviennent peu après.

Le 18 *mai.* — Souffre de la fesse.

Cinquième injection de 2 centigrammes de *cocaïne aqueuse.* La fesse est dégagée mais le mollet lui élance fort. Amélioration dure la journée. Reprise des douleurs le 19 mai.

Le 22 *mai.* — Élancements très vifs dans la fesse.

Sixième injection de 2 centigrammes de *cocaïne aqueuse.* Soulagement immédiat de la fesse. La douleur revient le soir, quoique moins forte.

Le 25 *mai.* — Septième injection de *cocaïne huileuse.* Les points péronier et malléolaire lui font toujours mal.

En résumé, amélioration légère et inégale après chaque injection. Résultat médiocre.

Observation XXII due à l'obligeance de M. Dopter.

J..., 50 ans, atteint depuis plusieurs années d'une *polynévrite* d'origine inconnue, touchant surtout les membres inférieurs. Douleurs très vives, surtout dans le pied gauche. Souffre aussi depuis de longs mois, mais les phénomènes douloureux ont repris depuis quelques jours avec une extrême acuité.

Le 21 *mai* 1901. — Injection épidurale de 2 centimètres cubes d'une solution de *cocaïne* à 1/100e. Aussitôt après l'injection, les douleurs cessent totalement, le malade ressent seulement des fourmillements.

Cette amélioration ne dure qu'une demi-heure ; après quoi, les douleurs réapparaissent peu à peu telles qu'auparavant. Les jours suivants, les phénomènes douloureux n'ont pas varié.

Oservation XXIII (personnelle).

Lec..., Augustine, 54, rue de Saintonge, salle Sainte-Madeleine, lit n° 2, Hôtel-Dieu, service de M. le Pr Brissaud.

Myélite transverse. *Paraplégie douloureuse.* Douleurs extrêmement vives dans le territoire du sciatique et du fémoro-cutané, nécessitant l'emploi de la morphine au moment des paroxysmes.

Le 8 mai, une injection de 5 centimètres cubes de *sérum glacé* dans l'espace *épidural.* Opération très facile. La malade étant d'une maigreur extrême et la région sacrée étant devenue le siège d'un escarre, ce qui permet presque de voir les repères osseux.

Amélioration immédiate. Se maintient pendant 3 jours; puis les douleurs réapparaissent peu à peu et ont acquis leur intensité première une dizaine de jours après.

Le 19 mai, injection de 2 centimètres cubes de *sérum glacé* dans l'espace *sous-arachnoïdien* pratiquée par notre collègue et ami, M. Brécy, interne du service.

Aucun soulagement.

Le 20 mai, nous pratiquons une deuxième injection de *sérum glacé.* Amélioration très marquée pendant 3 jours, comme la première fois. Mais les douleurs reviennent peu à peu, moins fortes cependant qu'auparavant.

Observation XXIV (personnelle).

Del..., 48 ans, bardeur, avenue d'Ivry, 105. Venu à la consultation de la Salpêtrière le 5 juin.

Atrophie musculaire de la jambe gauche avec douleurs très vives dans toute l'étendue du sciatique. Troubles de la sensibilité.

Début remonte à 2 ans, après une chute.

Le 5 juin. — Injection de 2 centigrammes de *cocaïne.* Opération très facile. Aucune amélioration.

Le 8 juin. — Idem. Aucune amélioration.

Le 14 juin. — Idem. Aucune amélioration ni au moment de l'injection, ni plus tard.

Résultat négatif.

OBSERVATION XXV (personnelle)

CONT..., Berthe, 45 ans, 1, rue Baillif. Entrée le 4 février 1901, salle Sainte-Madeleine, lit n° 11, service de M. le Pr BRISSAUD.

Hystéro-traumatisme remontant à 2 ans. A cette époque, heurtée violemment dans la région épigastrique, contre l'angle d'un meuble. Alors ressent des douleurs dans les côtés qui disparaissent 4 mois après.

Puis l'année dernière, retour des douleurs dans les pieds, puis dans les mains, enfin dans les côtés.

Actuellement, ressent points douloureux dans les côtés sur la ligne axillaire et dans le dos. Douleurs sourdes aux élancements, indifféremment la nuit et le jour, s'exaspérant quand elle marche. Marche très pénible.

Le 15 mai. — Une injection de 5 centimètres cubes de *sérum glacé*. Se dit bien soulagée, les points dorsaux ont disparu. Démarche plus facile. Douleurs reviennent peu à peu.

Le 20 mai. — Idem. Prétend n'avoir plus de douleur, mais le soulagement cesse vite.

Le 2 juin. — Idem. Démarche toujours difficile.

En somme, résultat très médiocre.

B. — L'ANALGÉSIE DANS LE LUMBAGO.

Nous avons traité par cette méthode un cas de lumbago. Voici l'observation qui nous dispensera de commentaires :

OBSERVATION XXVI (personnelle).

MARC..., Jean, égoutier, 35 ans, vient à la consultation de l'Hôtel-Dieu le 5 mai pour un lumbago très violent.

Il est tombé à l'eau le 2 mai dernier. Le soir même, les douleurs apparaissent et deviennent de plus en plus vives. Le lendemain, il est obligé de cesser son travail, car il ne peut ni se baisser, ni rien porter.

Il souffre actuellement de douleurs en ceinture très vives. Son attitude est raide, compassée. Il marche tout d'une pièce. La flexion du tronc en avant et en arrière est impossible. On a été obligé de lui mettre ses souliers. La région lombaire est douloureuse à la palpation.

Traitement. — Le 5 *mai*, 1re injection épidurale de 3 centigrammes de *chlorhydrate de cocaïne* dans 10 centimètres cubes de sérum (c'était au début de nos essais). Opération très facile. Le malade sent l'injection remonter vers les reins. Deux minutes après (montre en main) la grande douleur est tellement amendée que le malade peut se baisser « comme pour attacher ses souliers », se plier en avant et en arrière ; dix minutes après, il part tout à fait soulagé.

Le 8 *mai*, il revient parce qu'il souffre encore un peu et qu'il voudrait qu'on le débarrassât complètement.

2e injection de 2 centigrammes de cocaïne. Il s'en va complètement guéri. Nous ne l'avons pas revu.

C. — L'ANALGÉSIE DANS LE ZONA

Elle apparaît immédiatement et dure un temps variable : deux jours en moyenne. Mais la cessation de la douleur n'est pas définitive et reste absolument soumise à la marche de l'éruption.

Voici deux observations :

Observation XXVII (personnelle).

Leve..., 40 ans, employé de commerce. Hôtel-Dieu. Service de M. le Pr Brissaud, salle Saint-Charles, lit n° 22.

Zona abdomino-thoracique gauche. Points douloureux contre la colonne vertébrale en arrière et vers le bord externe du grand droit (région hypogastrique) en avant. Ne peut prendre à fond sa respiration. Dort mal.

Le 13 *mai*, 1re injection de 2 centigrammes de *cocaïne aqueuse* qui soulage les douleurs, mais elles reprennent la nuit.

Le 15 *mai*, 2e injection de 2 centigrammes de *cocaïne aqueuse*. Le malade éprouve une sensation de chaleur qui lui remonte dans les reins. Immédiatement après, soulagement des plus nets. Le malade peut respirer sans souffrir, « il semble, dit-il, qu'on lui ait enlevé le mal, comme avec la main ». La nuit est excellente. Seul, le point antérieur persiste, mais moins fort.

Le 17 *mai*, la douleur réapparaît, dans le dos, assez vive.

Le 19 *mai*, 3e injection de 5 centimètres cubes de *sérum glacé*.

Immédiatement soulagé, tout après, il peut reprendre à fond sa respiration.

Le 22 *mai*, le point dorsal a complètement disparu, mais le point antérieur lui fait mal : 4e injection de 5 centimètres cubes de *sérum glacé* ; amélioration pendant 2 jours.

Le malade quitte le service le 25 mai, souffrant encore, mais moins qu'à son entrée.

En résumé, amélioration très marquée pendant 2 jours après chaque injection.

Observation XXVIII (due à l'obligeance de M. Widal).

Weil, Berthe, 49 ans, entre le 29 mai à la maison Dubois, dans le service de M. Widal, chambre 7.

Zona de la jambe droite, intéressant le territoire du sciatique et du crural.

Début le 20 mai. Éruptions en bande à la face antérieure et à la face postérieure de la cuisse. Douleurs très fortes au niveau des points classiques de Valleix. Signe de Lasègue.

Le 1er *juin*, injection de 2 centigrammes de *cocaïne aqueuse*. La malade souffre beaucoup moins, mais la douleur persiste dans la hanche.

Le 3 *juin*, la hanche est très douloureuse. Injection de 2 centigrammes de *cocaïne aqueuse*. Soulagement immédiat et persistant pendant 36 heures.

Le 5 *juin*, les douleurs sont revenues dans le domaine du crural.

Le 12 *juin*, injection épidurale à 3 heures de l'après-midi. Bien-être immédiat. A minuit, les douleurs réapparaissent très fortes.

Le 13 *juin*, souffre moins.

La maladie suit son cours.

D. — L'ANALGÉSIE DANS LES VISCÉRALGIES

M. Widal, à la Société médicale des Hôpitaux, dans la séance du 10 mai 1901, rapporte un cas extrêmement intéressant de crises gastriques consécutives à un ulcère de l'estomac, profondément amendées par l'injection épidurale de cocaïne.

Voici cette observation qu'il a bien voulu nous confier :

Observation XXIX.

Dem..., 37 ans, chambre 15.

Souffre depuis 6 ans de douleurs gastriques. Elles sont si violentes que la malade, immobilisée dans son lit, hésitait à se livrer au moindre mouvement. L'absorption d'une gorgée de lait réveillait les crises les plus pénibles. Il y a six ans qu'elle n'a pu prendre de bouillon ou de liquide chaud. La palpation de l'épigastre accuse des paroxysmes extrêmes.

Traitement. — 6 *mai*. — On lui pratique une injection épidurale de 3 centigrammes de *cocaïne* dans 6 centimètres cubes d'eau ; 10 minutes après, les douleurs disparaissent : la malade peut se lever, boire du lait sans souffrir, et l'on assiste à une véritable résurrection. Le soulagement est absolu jusqu'à 9 heures du soir. A noter que la malade ressentit une demi-heure après l'injection la meurtrissure lombaire, assez légère toutefois et qui dura trois heures après. A 9 heures du soir, les douleurs semblent revenir un peu jusqu'à 11 heures du soir. Puis, plus rien pendant 5 jours.

11 *mai*. — Ce matin, à la palpation seulement, la région épigastrique est un peu sensible.

12 *mai*. — La malade ressent de légères douleurs toute la journée.

14 *mai*. — Vers 8 heures du matin, elle accuse deux points douloureux, au niveau du creux épigastrique et dans le dos, mais bien moins fortes que précédemment.

16 *mai*. — Elle souffre modérément toute la journée, puis les douleurs reviennent progressivement assez fortes aujourd'hui.

18 *mai*. — Les douleurs ont augmenté ; on pratique une deuxième injection épidurale avec 3 centigrammes de *cocaïne aqueuse*. Immédiatement après, la malade ressent un bien-être aussi marqué que la première fois. Mais elle se met à claquer des dents et dit qu'elle va se trouver mal. Ce malaise cède vite aux inhalations d'éther.

20 *mai*. — Plus de douleurs spontanées. La région épigastrique est un peu sensible à la pression. A souffert un peu dans la soirée.

24 *mai*. — Douleurs calmées.

28 *mai*. — Douleurs reviennent, mais bien moins fortes qu'avant. La malade supporte le lait très bien depuis la première injection.

1er *juin*. — Comme elle souffre davantage, on pratique une 3e injection dans les mêmes conditions. Soulagement identique qui dure plus longtemps. Les douleurs spontanées reviennent de temps en temps, mais disparaissent.

10 *juin*. — A pris, pour la première fois depuis 6 ans, du bouillon chaud, avec un œuf, qui est parfaitement supporté.

12 *juin*. — Nous voyons la malade qui est enchantée et reprend ses forces.

Ainsi nous voyons que chez cette femme l'apaisement des douleurs a été très net, et prolongé, et a pu lui permettre de commencer une alimentation réconfortante.

Cette observation nous montre aussi que l'analgésie peut se produire non seulement dans les douleurs périphériques, mais même dans les viscéralgies. Il serait du plus haut intérêt de voir s'il en serait de même dans les *coliques néphrétiques et hépatiques* que les hasards de la clinique ne nous ont pas encore, malheureusement, fournis.

E. — L'ANALGÉSIE DANS LES ARTHRALGIES DU RHUMATISME CHRONIQUE

Voici une observation très intéressante, mise aimablement à notre disposition par notre maître, M. le Dr Queyrat, provenant de son service.

Observation XXX.

Maude... Constant, 46 ans, marchand des quatre-saisons, 128, avenue de Clichy, couché au n° 24, salle 6 (chroniques), hôpital Ricord. Entré le 7 juin.

Cet homme souffre atrocement depuis bientôt 6 ans. Il éprouve des douleurs violentes dans les articulations de la hanche, du genou, tibio-tarsienne, des orteils, du poignet, de la colonne lombaire. Il y a des paroxysmes qui reviennent de temps en temps, pendant lesquels ses jointures gonflent et lui interdisent tout mouvement.

A son entrée, il est en pleine poussée douloureuse. Il est couché dans son lit, immobile, sur le dos. Tout mouvement détermine des souffrances intolérables. Il faut deux infirmiers pour le déplacer, avec précaution. Il ne peut s'asseoir dans son lit, ni porter les mains à sa bouche. On est obligé de le faire manger. Les jointures sont tuméfiées.

Depuis qu'il souffre il a usé de tous les moyens : teinture de colchique, salicylate de soude à l'intérieur ; inévitable vésicatoire, pointes de feu, embrocations salicylées à l'extérieur. Tout a échoué. M. le Dr Queyrat a alors l'idée de lui pratiquer une injection épidurale.

Le 11 *juin*, on lui injecte, par notre procédé, 1 centimètre cube de *chlorhydrate de cocaïne* à 1/100e, soit 1 centigramme de substance active. Quatre minutes après (montre en main) on constate une véritable résurrection. Le malade ne ressent plus aucune douleur dans les deux membres inférieurs. Il peut fléchir la main et la jambe, remuer les orteils, comme s'il n'avait jamais été malade. Bien plus, alors que le moindre heurt, l'attouchement seul des couvertures était douloureux, on peut lui palper, comme l'on veut, les jointures atteintes. Bien plus, il peut s'asseoir dans son lit. Le malade est enchanté. « C'est la première fois, depuis 6 ans, qu'il éprouve un bien-être aussi complet. »

A noter que, comme chez beaucoup de nos malades, il ressentit 4 heures après l'injection, la sensation spéciale de courbature lombaire. La nuit suivante est excellente. Mais les mains n'étaient pas encore dégagées.

Le 12. — L'amélioration continue.

Le 13. — Légère reprise des douleurs dans la jambe droite, mais dont l'intensité n'est plus à comparer avec ce qu'elles étaient avant. Dans la nuit, ces douleurs disparaissent et, en même temps, les poignets se dégagent.

Le 14. — L'amélioration persiste et est très accentuée au niveau des poignets: le malade peut manger tout seul !

Le malade sort de l'hôpital ; nous ne l'avons pas revu.

Cette observation mérite d'attirer l'attention. Elle montre en particulier que l'analgésie par injection épidurale peut atteindre aussi bien les membres supérieurs que les inférieurs et qu'elle peut s'appliquer aussi bien aux douleurs articulaires qu'aux névralgies proprement dites.

F. — L'ANALGÉSIE DANS LES NÉVRALGIES INTERCOSTALES

Comme nous l'avait fait prévoir la possibilité de réaliser l'analgésie dans les cas de zona thoraco-abdominal, les névralgies intercostales sont aussi justiciables de notre méthode.

M. Widal rapporte le cas d'un malade atteint de névralgie intercostale, après injection épidurale de 3 centigrammes de cocaïne. Chez cet homme, l'analgésie a été de courte durée puisqu'elle n'a duré que 3 heures ; mais les douleurs qui réapparaissent après ce laps de temps sont bien moins vives qu'avant le traitement.

M. Dopter a bien voulu nous communiquer l'observation suivante, où le soulagement absolu a duré plus longtemps (3 jours) et ou l'amélioration générale fut très nette :

Observation XXXI due à l'obligeance de M. Dopter.

D..., 36 ans. Souffre de vives douleurs thoraciques attribuées à de *la névralgie intercostale* sans qu'on puisse en déterminer la cause. Les douleurs sont tellement intenses que le malade ne peut faire un mouvement dans son lit.

Le 25 *mai* 1901. — Injection épidurale de 2 centimètres cubes d'une solution de *cocaïne à* 1/100ᵉ. Après l'injection, les douleurs cessent complètement ; le malade peut se lever sans éprouver la moindre souffrance. Cet état d'amélioration persiste pendant 3 jours.

Le 28 mai, les douleurs réapparaissent petit à petit, mais sans atteindre le degré d'acuité qu'elles avaient avant l'injection.

Cette diminution notable d'intensité de la souffrance persiste encore à la date du 16 juin.

Ce cas nous permettait de penser que la méthode épidurale pourrait s'adresser à ces violents points de côté de la pneumonie dont la persistance cause quelquefois une si violente gène aux malades, qu'on est obligé de les traiter à part (morphine).

G. — L'ANALGÉSIE DANS LES DOULEURS FULGURANTES DU TABES

La cocaïnisation épidurale, dans ces cas, a amené l'apaisement des douleurs d'une façon très nette. L'analgésie a duré, totale, pendant une moyenne de 2 jours. Voici les observations dues à la bienveillance de M. Sicard :

Observation XXXII (M. Sicard)

Homme de 40 ans.

Tabes classique spécifique. Crise de douleurs fulgurantes très violente durant depuis 24 heures. Quatrième crise en six mois.

Injection de 3 centigrammes de *cocaïne* dans 10 centimètres cubes d'eau.

Arrêt immédiat des douleurs, durant 24 heures. Seule persiste la sensation de meurtrissure.

Douleurs reprennent, moins vives, deux jours après. Deuxième injection de 5 centimètres cubes eau et 2 de centigrammes de *cocaïne*.

La crise cède durant 2 jours, reparaît pour disparaître définitivement sans nouvelle injection trois jours après.

A été repris un mois après des mêmes douleurs fulgurantes. Ce malade a réclamé le même traitement qui, après chaque injection, a amené une réduction plus ou moins prolongée des douleurs.

Observation XXXIII (M. Sicard)

Homme de 38 ans, malade depuis 4 ans. *Tabes* fruste. Signe d'Argyll Robertson. Conservation des réflexes. Pas de troubles vésicaux. Pas de Romberg. Douleurs fulgurantes.

Injection de 2 centigrammes de *cocaïne* de la solution à 1 pour 200.

Amélioration immédiate, se considère comme guéri pendant trois jours, puis les douleurs reprennent. Nous perdons le malade de vue.

Observation XXXIV (M. Sicard)

Femme de 48 ans.

Douleurs fulgurantes. Sensation de brûlure péri-rénale, de douleurs à la miction. Tabes classique.

Injection de 3 centigrammes de *cocaïne* de la solution à 1 pour 200. Arrêt des douleurs durant 48 heures. Amendement progressif les jours suivants.

Reprise des douleurs quinze jours après. Deuxième injection aux mêmes doses. Diminution des douleurs.

Depuis (2 mois) elles n'ont plus reparu ; mais il est juste de dire qu'en trois ans la malade n'avait eu que deux crises de douleurs fulgurantes, chacune d'une durée de quatre à six jours.

Observation XXXV (personnelle)

Jac..., Jacques, 40 ans, artiste lyrique à Parisiana. Venu à la consultation le 27 avril (Salpêtrière).

Douleurs sciatiques bilatérales chez un *tabétique*.

Début date de 2 ans, lent et progressif. Attribué au surmenage et à un refroidissement.

A. P. — Traité à Dax, par les bains de boue, sans succès.

E. A. — Signe d'Argyll Robertson. Signe de Lasègue. La jambe gauche fait un peu mal aussi, mais moins que la droite. La marche est gênée, pénible.

Traitement. — *Le* 27 *avril,* injection de 3 centigrammes de *cocaïne* dans 10 centimètres cubes de sérum. Il dit avoir eu 2 heures après comme la sensation de grands coups de bâton sur les reins. La région était sensible, comme s'il y avait eu une cloche. Il était abattu et fatigué. La douleur disparaît peu à peu dans cet engourdissement. Dort bien le soir. Le lendemain et les jours suivants, jusqu'à vendredi 3 mai, la douleur a complètement cédé. Le vendredi 3 mai, il ressent quelques élancements dans les jambes et dans la partie antérieure de la cuisse. Ces douleurs toutefois n'approchent pas des douleurs antérieures à l'injection.

Le 4 mai (samedi), deuxième injection de 3 centigrammes de *cocaïne* dans 10 centimètres cubes de sérum. L'opération est moins sensible qu'il y a 8 jours. Amélioration rapide en 10 minutes. Marche plus facile. Le soir ressent la même sensation de coups de bâton. Toujours un peu assommé, mais douleur très amendée.

Le lendemain dimanche est un peu faible, meurtri, mais pas d'élancements. Hier matin, lundi 6 mai, à 5 heures, pris d'élancements très douloureux. Il vient le 7 mai.

Injection de 3 centigrammes de cocaïne dans 12 centimètres cubes de sérum. Opération très facile. Il sent le liquide se répandre à droite et à gauche de chaque côté de la colonne sacrée. Un peu d'étourdissement. Aussitôt après, ne ressent aucune douleur.

N'a pas souffert depuis un mois.

Nous insisterons, avant de terminer, sur les services que pourrait rendre la méthode pour l'application de l'élongation pratiquée au moyen de la table de M. le Dr Chipault. Cette opération est toujours fort douloureuse. Chez deux malades, nous avons tenté l'épreuve, avant et après la cocaïnisation épidurale. Après l'opération, la position désirable était parfaitement supportée aussi longtemps qu'on le voulait (10 minutes) et avec le degré d'incurvation lombaire aussi marqué que possible (Obs. IV et XVII).

CRITIQUE DE LA MÉTHODE

COMPARAISON AVEC L'INJECTION INTRA-ARACHNOÏDIENNE

La méthode de Sicard, d'après les observations que l'on vient de rapporter, a donc comme avantage :

1° De pouvoir : soit réaliser l'analgésie médicale d'une façon très simple, durable et définitive, soit d'amener très souvent un amendement sérieux des phénomènes douloureux, de quelque nature qu'ils soient. Elle paraît donc (surtout si l'on use du sérum glacé), devoir enlever à la morphine et à ses accidents, nombre de malades jusqu'ici forcément tributaires du dangereux alcaloïde ;

2° D'être d'une *innocuité absolue* et, par conséquent, de pouvoir être rééditée, autant de fois qu'il est nécessaire.

C'est le grand avantage qu'elle présente sur l'injection intra-arachnoïdienne avec laquelle il n'est pas sans intérêt de la comparer.

Celle-ci évidemment (au point de vue médical, bien entendu), engendre l'analgésie dans les affections douloureuses.

MM. Pierre-Marie et Guillain (1) communiquaient ré-

(1) *Société médicale des hôpitaux*, séance du 19 avril 1901.

cemment l'observation d'un lumbago guéri instantanément par une injection intra-arachnoïdienne de cocaïne.

MM. Courtois-Suffit et Armand Delille (1), de même, rapportaient une observation où il s'agit d'une malade atteinte de sciatique très aiguë, chez laquelle la ponction lombaire fut pratiquée. On retira 3 centimètres cubes de liquide céphalo-rachidien et on injecta 5 milligrammes de cocaïne, comme les auteurs précédents. Le résultat fut immédiat. La malade se mit à marcher instantanément, ne souffrant plus qu'un peu du pied, souffrance qui persista longtemps.

Ces observations sont typiques : elles ont amené en somme des résultats sensiblement identiques à ceux que nous avons constatés nous-mêmes par notre procédé.

Est-ce à dire que la méthode lombaire soit dépourvue de danger, nous ne le croyons pas; outre que la technique est moins facile que la nôtre, on peut se demander s'il serait absolument anodin de retirer, autant de fois que l'on veut, quelques gouttes de liquide céphalo-rachidien, sans préjudice sérieux.

D'ailleurs, la cocaïnisation intra-arachnoïdienne entraîne facilement des accidents d'intoxication. Nous pouvons citer à ce propos un fait de M. Achard (2). Cet auteur, par injection lombaire de cocaïne, amène bien la sédation de la douleur, mais « le malade éprouve les inconvénients fréquents de la méthode : fièvre, céphalalgie, vomissements ».

---

(1) *Id.*, séance du 26 avril 1901.

(2) *Société médicale des hôpitaux*, 19 avril 1901.

De plus, comme l'injection épidurale, l'injection sous-durale a ses défaillances. Il nous suffit de rappeler l'observation de notre maître, M. le Dr Faisans (1).

Chez une malade tabétique et hystérique, en proie à des crises gastriques violentes, il crut devoir, après échec de toutes les indications, essayer d'abord la ponction lombaire seule, puis l'injection d'un demi-centigramme, une première fois; d'un centigramme, une deuxième fois. Les résultats furent nuls.

Une fois (obs. XXIII) l'injection épidurale réussit merveilleusement, là où l'injection intradurale avait échoué.

Enfin, voici une observation, mise obligeamment à notre disposition par M. le professeur agrégé Widal qui montre, d'une façon péremptoire, puisqu'il s'agit du même sujet, que l'on ne doit pas, dans certains cas, croire à une plus grande efficacité de l'une des deux méthodes au détriment de l'autre.

Led..., Abel, 33 ans, employé de commerce, maison Dubois, chambre 17.

Sciatique double, hystérique, depuis 11 mois. Pas de tabes, ni de diabète. Il y a trois semaines, on lui a fait, à Saint-Antoine, une *ponction lombaire*, suivie d'une injection de 2 centigrammes de cocaïne. Amélioration immédiate qui dure à peine 2 heures.

Il vient à la maison Dubois le 31 mai.

Le 1er juin, injection *épidurale* de 2 centigrammes de cocaïne. Amélioration immédiate au point qu'il peut se lever et marcher, mais ne persiste pas plus d'une heure. Les douleurs réapparaissent très vives.

---

(1) *Société médicale des hôpitaux*, séance du 17 mai 1901.

Le 3 juin. — Injection *épidurale* dans les mêmes conditions. L'amélioration est la même, mais ne dure pas plus longtemps.

Par tous ces exemples, on voit quelles sont les raisons qui nous font donner la préférence à notre méthode. Mais il est bien évident aussi, qu'il ne faut pas lui demander plus qu'elle ne peut donner. Elle est faite avant tout pour agir sur l'élément douleur, l'analgésie pouvant, suivant les sujets, apparaître plus ou moins rapidement et persister plus ou moins longtemps,

III

ÉTUDE PHYSIOLOGIQUE

III

ÉTUDE PHYSIOLOGIQUE

Nous étudierons deux questions :

1° La tolérance de la cavité épidurale;

2° Le mécanisme de l'analgésie.

I. — TOLÉRANCE DE LA CAVITÉ ÉPIDURALE

La première question que nous devrons poser est celle de savoir si l'introduction d'un liquide dans un espace à capacité aussi restreinte qu'est l'espace épidural, n'entraîne pas des troubles de compression du côté de la moelle : si, donc, l'injection ne doit pas être employée sans réserve.

Cliniquement, la tolérance est très marquée. Nous avons pu injecter 40 centimètres cubes de sérum ordinaire, sans déterminer aucun phénomène de compression médullaire. Dans ce cas, nous avons relevé, seulement, une forte sensation de courbature lombaire, et c'est tout.

Expérimentalement, voici les résultats que nous avons obtenus :

Sur le chien I, anesthésié comme nous le verrons, nous

poussons une injection de 1 000 centimètres cubes de sérum (liquide non toxique) à la température ordinaire. Aucun phénomène de contracture ne se produit.

Après l'injection, l'animal a le train postérieur un peu lourd. Mais, au bout de quelques instants très courts, il se remet à marcher et à courir comme si de rien n'était. L'opération n'a eu pour principal effet que de produire une polyurie intense pendant 24 heures.

Sur le chien IV blanc jaune, 9 kilogrammes, après anesthésie chloroformique, nous injectons, dans l'espace épidural, une solution compacte de gélose non colorée entre 35° et 40°. Nous arrêtons l'opération à 40 centimètres cubes dès qu'apparaissent les contractures des membres postérieurs.

Après l'injection : le train postérieur est raide, contracturé, agité de mouvements cloniques. Le chien se traîne difficilement. Mais, dès le surlendemain, il courait comme avant.

Ces deux faits montrent clairement que si des masses énormes de liquides, étant donnée la taille des animaux soumis à l'expérience, ont pu être injectés sans amener des troubles graves, la pénétration de 2-5 centimètres cubes chez l'homme passera complètement inaperçue, comme nous le montre la clinique.

Dans ces cas, l'absorption du liquide s'est faite au niveau du riche plexus veineux épidural sur lequel M. Cathelin a été un des premiers à insister. L'injection, en effet, sous pression de 150 centimètres cubes de cire colorée chez un chien de 4 kilogrammes (chien III), montre nettement la pénétration de la masse dans le système veineux. A l'autopsie de l'animal on constate que la substance solidifiée a fusé dans les veines périrachidiennes et jusque dans les canaux veineux du diploé.

II. — MÉCANISME DE L'ANALGÉSIE

Nous avons vu quel genre d'analgésie était obtenue chez l'homme, comment elle apparaissait, quelle était sa durée; voyons maintenant quels sont les résultats de l'expérimentation, à la lumière de laquelle nous pourrons peut-être édifier le mécanisme intime de cette analgésie.

A. — L'analgésie chez le chien.

Nous étudierons successivement l'analgésie par la cocaïne (ou ses dérivés) et par le froid.

1° *Par la cocaïne*

Chez le chien, il résulte des constatations faites par M. Sicard et nous-même que l'injection de cocaïne à dose élevée amène très vite non seulement l'analgésie à la douleur, mais l'anesthésie totale.

Expérience I. — Chien noir et jaune : 7 kilogrammes.

On le place horizontalement sur la table à expérience où il est fixé par les pattes antérieures. Le point où l'on doit ponctionner est facile à trouver, après incision de 3-4 centimètres des téguments au niveau de la racine de la queue (cocaïnisation sous-cutanée préalable). On sent, pendant que l'aide tire et baisse ledit appendice, l'interligne sacro-coccygien qui bée sous le doigt. C'est à son niveau que l'on pique et que l'on enfonce l'aiguille de 3 ou 4 centimètres.

Dans ces conditions, une injection de 3 centigrammes de cocaïne est poussée dans l'espace épidural. L'anesthésie débute par le train postérieur, s'étend peu à peu à tout le tronc. En 3 minutes, elle a gagné les oreilles (cette partie si sensible chez le chien), dernière partie atteinte. Elle dura totale jusqu'au lendemain, environ 24 heures.

Expérience II. — Chien noir et blanc : 6 kilogrammes.

Dispositif analogue. L'anesthésie chez cet animal est assez longue à se produire ; environ 7 à 8 minutes sont nécessaires. La dose injectée a été relativement forte : 5 centigrammes de cocaïne. L'animal est sacrifié.

Expérience III. — Chien noir : 4 kilogrammes.

Injection de 4 centigrammes de cocaïne. L'anesthésie est rapide en 2 minutes. Le chien est sacrifié, après injection de cire colorée.

2° *Avec le sérum glacé.*

L'analgésie est la même.

Voici les résultats de nos expériences :

Expérience IV. — Un chien noir et blanc de 5 kilogrammes est attaché horizontalement sur la table. Après incision des téguments (anasthésie sous-cutanée locale avec $0^{mg},005$ de cocaïne), on fait pénétrer, comme il a été dit, une aiguille dans l'espace épidural. Pendant tous les préparatifs, l'animal très sensible, se plaint et s'agite violemment. Nous poussons alors par l'aiguille 10 centimètres d'eau stérilisée, préalablement plongée dans un mélange réfrigérant de glace et de sel. Au début, le chien est comme saisi, il pousse des cris et remue ; mais bientôt il se calme. Moins d'une minute après, l'anesthésie est totale. On peut lui traverser l'oreille avec un scalpel, sans qu'il manifeste aucune réaction. Le nez est insensible. Les pupilles sont dilatées au maximum. On le détache; l'animal reste debout comme hébété. Il marche et court par saccades, s'arrêtant net après quelques pas. Il n'y a pas de contractures. L'opération a été pratiquée à 11 heures du matin; à 2 heures de l'après-midi le chien a toujours cet air singulier de stupeur; les pupilles sont moins dilatées, et la sensibilité semble revenir un peu au niveau des narines et des oreilles.

Expérience V. — Chien jaune de 4 kilogrammes. Dans les mêmes conditions, injection de 10^{cc} de sérum glacé dans l'espace épidural, au premier contact l'animal se débat et crie. Puis il se calme, anesthésie totale du train postérieur qui monte peu à peu jusqu'à la tête. Tremblement général. État hébété. — On le détache, pas de paraplégie, la sensibilité revient vite dans toute la moitié supérieure du corps.

Expérience VI. — Chien jaune et noir de 5 kilogrammes. Injection de 10^{cc} de sérum glacé. Phénomènes identiques.

Expérience VII. — Comme contre-épreuve nous avons injecté 10^{cc} de sérum glacé, dans la cavité intra-arachnoïdienne d'un chien noir et blanc (Exp. IV). Les phénomènes sont à peu près identiques, mais paraissent plus localisés au train postérieur qui est frappé d'une paraplégie absolue pendant 24 heures. Après, tout rentre dans l'ordre.

Chez nos 4 animaux par conséquent, nous avons réalisé toujours une insensibilisation totale du train postérieur (niveau de l'injection) qui d'après les sujets pouvait devenir générale absolument comme avec la cocaïne.

Ainsi chez le chien, l'injection d'une substance anesthésique, dans un espace bien limité, amène l'analgésie sous toutes ses formes et dans les territoires de tous les troncs nerveux, traversant ou non l'espace épidural-spinal. Il est évident que la localisation et la spécialisation de l'analgésie chez l'homme doit tenir, d'une part, à la faiblesse relative des doses, d'autre part, à des conditions anatomiques évidemment particulières et en tous cas moins avantageuses que chez le chien. M. Chipault semble avoir fait un grand pas dans ce sens qui, au point de vue chirurgical, aurait une si grande importance.

B. — Mode d'action des substances anesthésiques

1. *Action de la cocaïne.*

Rappelons que la substance active introduite dans le canal sacré vient baigner les troncs nerveux (racines et ganglions) au sein du plexus veineux extrêmement serrés. Le problème se réduit en somme à ceci :

La cocaïne agit-elle en pénétrant dans la circulation générale, à la faveur des éléments vasculaires si développés ; agit-elle localement sur les vaisseaux qui irriguent le nerf, ou bien par imprégnation directe des éléments nerveux ?

1. Pour Laborde (1), l'analgésie est un phénomène vasculaire s'exprimant par « la vaso-constriction ». La cocaïne agit en déterminant l'anémie du territoire vasculaire local. Voici sur quelle expérience il appuie sa théorie.

« Section préalable, sur le lapin, du sympathique cervical, et lorsque les troubles fonctionnels vasculo-auriculaires caractéristiques (vaso-dilatation congestive) sont bien prononcés, injecter à la base de l'oreille corres-

(1) Laborde. *Société de biologie*, séance du 25 mai.

pondante à l'énervation sympathique une dose appropriée de chlorhydrate de cocaïne : au bout de quelques minutes, les vaisseaux de l'oreille, préalablement dans un état de dilatation maxima, subissent une constriction progressive rapide, et telle que l'oreille apparaît complètement anémiée et presque exsangue... A la suite, et sous l'influence de l'injection, il s'est produit une vaso-constriction absolue et il existe, en même temps, dans la sphère de l'injection, une analgésie concomitante.

« Il n'est pas douteux que les effets localisés de la substance ne soient imputables à l'action directe tout à fait prédominante sur les éléments proprement vasculaires, et c'est ainsi que s'expliquerait l'influence exercée sur les éléments nerveux et leurs fonctions de sensibilité, de façon à produire un certain degré d'analgésie dans la sphère plus ou moins localisée dont il s'agit. »

2. Pour M. HALLION (1), le mécanisme de l'analgésie cocaïnique, tel que l'adopte M. LABORDE, ne doit pas être tenu pour acceptable dans toute sa rigueur.

« Si les effets de la cocaïne, dit cet auteur, étaient subordonnés à son action vaso-constrictive, l'anémie des éléments nerveux devrait produire des résultats superposables à ceux que détermine la cocaïnisation : or, cela n'est pas. »

Bien des faits viennent le démontrer. (Nous insistons un peu sur cette question, car elle a été remise sur le tapis, récemment, et a soulevé des discussions intéressantes.)

---

(1) HALLIOU, *ibidem*.

Si l'on supprime la circulation d'un nerf sur une grande étendue (1) (FLOURENS, VULPIAN), il ne reçoit plus le courant sanguin nutritif et pourtant la fonction du nerf persiste.

De même, si on interrompt la vascularisation dans un vaste territoire en liant l'aorte abdominale par exemple (expériences de STÉNON et SWAMMERDAMM), l'anémie amène, en 35 ou 50 minutes, la suppression du pouvoir moteur médullaire ; mais à ce moment la sensibilité persiste encore. La période d'hyperesthésie ne survient que beaucoup plus tard (1 h. 30 environ). (COLSON et FREDERICQ) (2).

Tous ces faits prouvent donc que si le sang est nécessaire au fonctionnement prolongé du nerf, l'irritabilité nerveuse est propre au tissu nerveux lui-même.

D'ailleurs, l'anémie a généralement un effet excitateur. Les médecins connaissent depuis longtemps ces anémies douloureuses (3) (gangrène des extrémités, scléroses, sclérodermies) et ROMBERG ne dit-il pas quelque part, d'une façon pittoresque : « les névralgies sont le cri de douleur des nerfs implorant un sang plus généreux ! »

Nous terminerons cette longue discussion en citant les conclusions de RICHET (4).

Le mécanisme de l'action anesthésiante de la cocaïne n'est pas explicable par ses effets vaso-constricteurs (expériences d'ARLOING, de LAFFONT, de KUMMER).

---

(1) CH. RICHET. Physiologie des muscles et des nerfs, 1882.
(2) Article Anémie de Ch. Richet. *Dict. de physiologie*, t. I. p. 498.
(3) CH. RICHET, *loc. cit.*
(4) CH. RICHET, *loc. cit.*

« L'anémie qu'on observe constamment après une injection de cocaïne ne suffit pas pour rendre compte de l'insensibilité, et cela pour plusieurs raisons : d'abord, parce que l'insensibilité survient plus vite que ne pourrait le faire l'anémie, ensuite parce que l'anémie n'est jamais complète. D'ailleurs, en physiologie, l'explication mécanique des intoxications par des effets vaso-moteurs est bien rarement exacte. Presque jamais, ni l'anémie, ni la congestion ne suffisent pour expliquer les symptômes observés. »

3. Cathelin (1), enfin, dit que la cocaïne n'agit pas directement sur les racines nerveuses, mais bien « par osmose au travers des riches plexus veineux intrarachidiens ». Il se base pour cela sur le fait que chez les chiens injectés à forte dose l'anesthésie est produite aussi bien dans le territoire des nerfs crâniens que dans celui des nerfs rachidiens.

Cette théorie de l'action de l'anesthésique par voie circulatoire avait été déjà affirmée par Corning (2). Cet auteur pensait « que du fait du nombre énorme de petits vaisseaux de la région, la substance active est rapidement absorbée par ceux-ci et transportée par le sang dans la substance médullaire déterminant anesthésie et paralysie ». Il cite à ce propos l'opinion de Harley (3), qui montra lui-même « que le poison pouvait agir seulement par l'intermédiaire des vaisseaux sanguins, car lors-

---

(1) Gathelin. *Soc. de Biologie*, Séance du 4 mai.

(2) Corning. *Loco citato.*

(3) Harley, atc par Corning. Handbook of Therapeutic. New-York, 1870, p. 387.

que ceux-ci sont séparés du rachis, la solution de substance active restait absolument inerte ».

Pour nous, le mécanisme de l'action cocaïnique est beaucoup plus complexe.

D'une part, il y a imprégnation directe de la substance nerveuse représentée dans l'espèce par les racines et les ganglions. D'autre part, il y a un phénomène d'absorption locale au niveau de ces plexus veineux, si serrés, qui entourent les origines des nerfs, absorption d'autant plus rapide que le liquide est injecté en plus grande quantité : la pression favorisant hautement les phénomènes osmotiques et répartissant l'anesthésique sur une plus grande surface d'absorption. Le sang charrie la substance active au sein même des éléments du nerf déjà imprégnés par sa surface externe.

2. *Action du sérum glacé.*

Comme nous l'avons déjà indiqué, le sérum n'agit que parce qu'il est l'excipient du froid. Le froid agit directement sur les troncs nerveux, comme il agit sur les terminaisons nerveuses périphériques, ainsi que l'ont montré Weber, Weiller, Romberg, Weir-Mitchell (1), par des expériences qu'il serait hors de saison de rappeler ici.

Quant au fait d'anesthésie générale, constaté quelquefois chez le chien, il faut peut-être voir là un phénomène d'inhibition des centres dû à cet énorme abaissement de la température.

---

(1) Ch. Richet. Physiol. des muscles et des nerfs.

CONCLUSIONS

I. — La voie épidurale, abordée par l'hiatus sacro-coccygien, constitue pour la thérapeutique une méthode nouvelle qui donne, dans nombre d'affections médicales douloureuses, des résultats satisfaisants..

AU POINT DE VUE ANATOMIQUE

II. — La zone abordable est limitée par les trois tubercules osseux qui limitent l'orifice inférieur du canal sacré.

III. — Le lieu d'élection de la piqûre est situé au milieu de l'espace triangulaire déterminé par ces trois repères osseux. L'aiguille traverse le trousseau fibro-aponévrotique sacro-coccygien et pénètre dans le canal sacré d'arrière en avant.

IV. — La distance qui sépare l'extrémité inférieure du cône dural du point de la piqûre est d'environ 7 centimètres. Grâce à cet éloignement et aux sinuosités du canal, l'aiguille ne pourra léser la terminaison de la méninge.

AU POINT DE VUE CLINIQUE

V. — Nous avons étudié l'action de liquides anesthésiques introduits par cette voie, sur des sciatiques, des névralgies des membres inférieurs de diverses natures, des lumbagos, des viscéralgies, des arthralgies, etc... Les anesthésiques employés ont été le chlorhydrate de morphine (à rejeter), le chlor. de cocaïne, l'huile cocaïnée, le gaïacol orthoformé, le sérum glacé (méthode Brissaud).

Ils ont tous eu une action sensiblement la même, comme analgésie et comme durée de l'analgésie. Le sérum glacé, s'il n'était pas si difficile à obtenir, en clientèle, serait l'idéal, puisqu'il est dépourvu de toute toxicité.

VI. — Dans ces conditions, nos injections n'ont pas été suivies d'accident. Nous avons noté, seulement au moment même, une sensation vague d'engourdissement de la région lombo-sacrée, et, plus tard, en moyenne deux heures après, une légère sensation de meurtrissure de la même région, d'ailleurs passagère et disparaissant très vite.

VII. — Chez presque tous nos malades, le soulagement est très rapide ; la douleur disparaît quelques minutes après l'injection ; l'analgésie débute par la région fessière et la face postérieure de la cuisse et reste totale pendant 2 ou 4 jours au moins. Les points péronier et malléolaire sont plus tenaces.

VIII. — L'analgésie ne doit être considérée comme définitive que dans les cas d'affections douloureuses *sine materiâ*. Dans tous les autres cas, on constate; à chaque injection, une amélioration très marquée, qui pourrait peut-être faire adopter le procédé aux dépens de la morphinisation.

IX. — L'intervention, *dépourvue de tout danger*, peut être renouvelée autant qu'il est nécessaire, amenant chaque fois une réduction de la douleur, seul élément sur lequel agisse notre méthode épidurale.

AU POINT DE VUE PHYSIOLOGIQUE

X. — La tolérance de la cavité épidurale est extrême ; ce qui permet de prévoir l'absence des phénomènes de compression médullaire.

XI. — Les anesthésiques agissent d'une façon un peu complexe. Sans nier le phénomène vasculaire, il faut donner comme mécanisme de l'analgésie, une grande part à l'action directe des substances actives (cocaïne, sérum glacé) sur les éléments nerveux eux-mêmes.

INDEX BIBLIOGRAPHIQUE

ACHARD. — *Soc. méd. des hôp.*, 19 avril 1901.

ARNAUD et COMTE. — *Presse méd.*, 20 février 1901 (article de Tuffier).

BOUCHARD et BRISSAUD. — *T. de médecine.*

BROCARD. — Analgésie épidurale par la méthode de Sicard. *Bull. de la Soc. de biol.*, 31 mai 1901.

— Les injections épidurales par la méthode de Sicard. *Presse méd.*, 19 juin 1901.

CATHELIN. — Les injections épidurales par la voie sacrée. *Soc. de biol.*, 27 avril 1901.

— Technique de la ponction du canal sacré pour aborder la voie épidurale. Mode d'action de la cocaïne injectée dans l'espace épidural. *Soc. de biol.*, 4 mai 1901.

— Un mot d'histoire à propos des injections épidurales par le canal sacré et notes anatomiques. Du meilleur procédé d'abord de la voie épidurale, indications médicales de la méthode. *Soc. de biol.*, séance du 8 juin.

— La ponction du canal sacré et la méthode épidurale. *Presse méd.*, 15 juin 1901.

CHIPAULT. — Rapport des apophyses épineuses avec la moelle. *Thèse*, Paris, 1894.

— Notes anatomiques sur le contenu du canal sacré· *Revue neurolog.*, nos 21 et 22, 1894.

— Sur la rachi-cocaïnisation sous-arachnoïdienne et épidurale. *Société de biol.*, 1er juin 1901.

— Sur la rachi-cocaïnisation sous arachnoïdienne et épidurale (*Méd. mod.*, 19 juin 1901, n° 25).

Colleville. — Sur un cas de névralgie sacro-lombaire traitée par des injections épidurales de gaïacol orthoformé. *Union méd. du N. E.*, 30 mai 1901.

Corning. — Special anesthesia and local medication of the cord. *New-York, M. J.*, 1885.

Courtons-Suffit et Armand Delille. — Névralgie sciatique traitée et guérie rapidement par la ponction lombaire et l'injection intra-arachnoïdienne de cocaïne. *Soc. méd. des hôp.*, 26 avril 1901.

Dastre. — Article Cocaïne du dictionnaire de physiologie de Richet, t. IV, 1er fascicule.

Faisans. — Insuccès de la ponction lombaire et des injections de cocaïne dans un cas de crises gastriques chez un ataxique. *Soc. méd. des hôp.*, 17 mai 1901.

Fr. Frank. — Article Nerf. du Dictionnaire Dechambre.

Hallion. — Discussion avec M. Laborde sur l'analgésie localisée par la cocaïne. *Soc. de biol.*, 31 mai 1901.

Harley. — Handbook of therapeuthic. *New-York*, 1870.

Hérissey et Lhospitalier. — In *Thèse*, Pédeprade, 1901.

Laborde. — L'analgésie localisée par la cocaïne et du procédé technique le meilleur et le moins dangereux pour l'obtenir. *Soc. de biol.*, 31 mai 1901.

Laveran. — Article Froid. Dictionnaire Dechambre.

Marie et Guillain. — Lumbago guéri instantanément par une injection intra-arachnoïdienne de cocaïne. *Soc. méd. des hôp.*, 19 avril 1901.

Morectin. — Des opérations par la voie sucrée. *Thèse de Paris*, 1894.

Poirier. — Traité d'anatomie humaine. T. I et III.

RICHET. — Physiologie des muscles et des nerfs. 1882.

— Articles Anesthésie et Anémie du Dictionnaire de Physiologie.

SICARD. — Les injections médicamenteuses par voie extradurale sacro-coccygienne. *Soc. de biol.*, 20 avril 1901.

— Sur les injections épidurales sacro-coccygiennes. *Id.*, 4 mai 1901.

— Un mot d'histoire à propos des injections épidurales. *Id.*, du 25 mai 1901.

TESTUT. — Traité d'anatomie. T. I.

TUFFIER. — A propos des injections épidurales. *Id.*, 27 avril-11 mai 1901.

— Sur la stérilisation des solutions de cocaïne. *Presse méd.*, 20 février 1901.

TROLARD. — *Archives de physiologie normale et pathol.*, 1888, p. 191.

WIDAL et SOUQUES. — Un cas de crises gastriques d'un ulcère de l'estomac et un cas de sciatique guéris par la méthode de Sicard. *Soc. méd. des hôp.*, 11 mai.

WALTHER. — Recherche sur les vaisseaux du rachis. *Thèse de Paris*, 1885.

CHARTRES. — IMPRIMERIE DURAND, RUE FULBERT.

www.ingramcontent.com/pod-product-compliance
Ingram Content Group UK Ltd.
Pitfield, Milton Keynes, MK11 3LW, UK
UKHW020246220726
13923UKWH00002B/836

9 782016 164426